·60岁登上健康之路·

# 不生病的忠告 2

洪昭光◎著

中国盲文出版社

**图书在版编目（CIP）数据**

不生病的忠告：大字版. 2，60 岁登上健康之路 / 洪昭光著. —北京：中国盲文出版社，2015.11
ISBN 978－7－5002－6549－8

Ⅰ.①不… Ⅱ.①洪… Ⅲ.①老年人—保健—基本知识 Ⅳ.①R161

中国版本图书馆 CIP 数据核字（2015）第 279347 号

不生病的忠告 2：60 岁登上健康之路（大字版）

著　　者：洪昭光
出版发行：中国盲文出版社
社　　址：北京市西城区太平街甲 6 号
邮政编码：100050
印　　刷：北京汇林印务有限公司
经　　销：新华书店
开　　本：787×1092　1/16
字　　数：110 千字
印　　张：14.5
版　　次：2015 年 12 月第 1 版　2017 年 3 月第 2 次印刷
书　　号：ISBN 978－7－5002－6549－8/R·955
定　　价：28.00 元
销售服务热线：（010）83190297　83190289　83190292

# 目　录

## 第二章
## 健康尽在细节中

## 第三章

## 治病不如防病

## 第四章
## 健康生活四大基石

## 自序

# 人生六十才开始

人的生命分两个春天，0～60 岁为第一春天，61～120 岁为第二春天。

60 岁以后为什么称为第二春天，而不是简单地称为衰老期呢？这是由生命的客观规律所决定的。

首先是生命的个体间差异很大，正如俗话说：黄泉路上无老少。从胎死宫内到百岁寿星都有。其次是生命的进程差异很大，有的未老先衰，有的老当益壮，生命并非一条匀速前进的直线，而是曲折起伏，有快有慢。

正是由于生命的这两个特点：养生和保健就有了很大的空间，我们可以通过关爱生命和守护健康，使生命减少英年早逝，尽量做到“度百岁乃去”。据研究，养生可以减少 70％的提前死亡，而医疗只能减少 10％的提前死亡。

今天的科学水平并不能使人类延年益寿，自然进化的结果使人类只能有 100～120 岁的寿命，但只要做到

“顺应自然，顺天而为，天人合一，阴阳和谐”，就能达到生如春花绚烂，走如秋叶静美的“自然凋亡”——健康快乐一百岁，天天都有好心情，六十以前没有病，八十以前不衰老，轻轻松松一百岁，快快乐乐一辈子。而不是“病理死亡”——中年得病，肉体痛苦，精神折磨，身心煎熬，人财两空。

## 健康的四个层次、四个阶段

健康分躯体、心理、社会人际适应和精神道德四个层次。健康是这四个层次的良好和完满状态，而不是说没有疾病就是健康了。具体来讲，躯体健康最简单，心理就比较复杂，社会人际适应更复杂，精神道德最复杂。从躯体到心理到心灵的健康，一个层次比一个层次高，一个层次比一个层次更进化。一个人心灵高尚，心理就平衡；心理一平衡，生理就稳定；生理稳定了，病理就不发生，即使发生也好得快。

健康分四个阶段。第一个阶段是健康促进，第二个阶段是预防疾病，第三个阶段是疾病治疗，最后是功能康复。我们现在在什么阶段呢？医院现在做的是治疗抢救，康复治病很少，预防疾病更少，而健康促进就几乎没有。

2400年前《黄帝内经》就讲:“上医治未病。”西方谚语也说:“1两的预防胜过1磅的治疗。”4两拨千斤。现在许多人不愿花4两,宁可花千斤。就像洪水一样,年年抗洪救灾,年年筑高堤坝,年年重建家园,可就是没有上游种树。只要绿化上游,山清水秀,根本就没有水灾。防火也一样,再好的消防车帮助灭火,也不如不着火。

20世纪的医学更多关注的是医疗,但21世纪医学将更多地关注预防。20世纪人们更多追求治病,21世纪更多追求健康。今天,在我们全面进入小康社会时,我们要真正把健康提到关系国计民生的重要地位上来。

## “第二春天”更灿烂

英国有句谚语说得好:“人生六十才开始。”

大自然给予人类美好的生命是120岁,其中0～60岁是第一个春天,61～120岁是第二个春天。第一个春天是播种耕耘,辛勤劳作的春天,很辛苦;第二个春天是收获硕果,享受人生的春天,很幸福。60岁后,离开了工作岗位,进入了第二春,时间富裕了,空间广阔了,阅历丰富了,经验成熟了,生命得到了全面、自由的舒展,在一定的意义上说,是从“必然王国”进入了

“自由王国”。

孔子在谈人生时说：“六十耳顺”，“七十从心所欲不逾矩”。意思是，只有到这个时候，一个人的思想和行为才能符合外界的客观规律，做到左右逢源，得心应手。这种自由境界正是“60岁”开始后的新天地。不仅如此，“人生六十才开始”还意味着新的生活赋予老年人“第二青春”的情趣、幸福和满足。一幅照片可以证明这一点。一位105岁的老寿星，身着新衣，在接受记者采访拍照后笑嘻嘻地问：“我笑得还好看吗？”一个已度过整整一个世纪的老人居然还那么爱美心切，关心她“好看不好看”，对这位寿星而言，从60岁开始，她的“第二青春”延续了40多年！

60岁以后，不用再请示汇报，不用再看人脸色行事，往日的争强好胜、恩恩怨怨、磕磕碰碰，都已烟消云散。用过来人的眼光辨清人间是非，能够心静如水，找回自我。这时许多不合实际的渴望没有了，争名夺利的念头烟消云散了，如同返璞归真一般，只求在人世中享受属于自己的那一份顺其自然的生活，真正步入了自由自在的快乐人生境界。

60岁以后，离退休下来，时间可自由支配。这时一天可吃五顿：上午加一顿，下午4～5点钟吃一点，晚饭可晚些，总量并不增多。越是少量多餐，血糖波动越小，有助于减肥。少量多餐，只要总量控制，也可防糖尿病、脂肪肝、高血脂。

60岁以后，父母上天安息，子女成家立业，再不用为上老下小的生计劳心费神，回望人生旅途之坎坷，顿觉如释重负，轻松快活。

60岁以后，才真正懂得了“健康是人生第一财富”的道理，精心养生保健，不再计较个人得失，不再过度劳累，不再和生命开玩笑。

60岁以后，明白了“少年夫妻老来伴”的真实意义。回想过去，常因家务琐事拌嘴斗气；展望眼前，两鬓渐染，眼渐花手渐慢，深切体味到相互关爱、难舍难离的可贵。这时的爱是通过心来传递的，愈发闪亮。这时的夫妻情感比爱情更纯真，比亲情更温暖，比友情更执着。

60岁以后，人的肌体还健康，思维还敏捷，最难得的是人的工作、生活经验丰富成熟，退而不休，可做一些自己感兴趣的事情。不少科学家是在60岁以后达到科学顶峰，摘得诺贝尔奖桂冠，说明这又是一个创业的春天。

所以，在新的时代，人生健康的里程碑应该是：60

岁以前没有病，80岁以前不衰老；轻轻松松100岁，高高兴兴一辈子。

对这个年龄的人群做健康教育，就应该是一听就懂，一懂就用，一用就灵。

## 健康教育九个字

健康教育要做好，并不容易，关键是三个“一”、三个“近”、“三个字”。

三个“一”：一听就懂，一懂就用，一用就灵。首先要看人家懂不懂。你的健康教育讲座要是说合理膳食，只说2200卡路里、300毫克胆固醇、小于40%的脂肪酸、8%的饱和脂肪酸，这些数字和单位让人很难懂。虽然内容很科学，但没有一些医学常识的人是听不懂的。

第二，一懂就用。你讲的办法要有可操作性。你不光要说2200卡路里，还得说怎么吃才吃出2200卡路里。你得说一个鸡蛋、一杯牛奶、半斤蔬菜、2两肉，而不是说多少卡路里。一个鸡蛋大家知道，一杯牛奶知道，半斤蔬菜和2两肉大家也容易理解。

第三，一用就灵。你说的那些办法，必须经过科学实验、临床试验，要有根有据，不能信口开河。现在，张三说走路往前走好，李四说倒退着走好。张三说睡觉顺着磁力线睡得好，睡得香，李四说切割磁力线睡得好。张三说饭后百步走好，李四说饭后不能散步，散步会减弱消化功能。弄得老百姓天天连走路都不知道该怎么走好了。睡觉本来还知道怎么睡，现在都不知道怎么睡了。而且，你说睡觉顺着磁力线睡得好，你有什么根据？你做了多少睡眠实验，观察了多少病例？你说切割磁力线睡得好，你做了多少实验，观察了多少人？所以说，健康教育一定要有科学依据，老百姓才能信服。

三个“近”：贴近百姓，贴近生活，贴近实践。只有这样才是真正抓到热点、焦点、难点。

健康教育还要讲究“三个字”。早年有个著名的翻译家叫林纾，讲翻译有三难：信达雅是也。我借用这句话，科普有三难：信达雅也。信，诚信的信，就是准确。科普作品你不能不讲科学，不能讲自己也不信的东西。科学性很强，就是信。达，就是流畅，文字很通畅。雅，就是很有文采，很有人文性、哲理性。你讲的又很准确，有科学根据，又很流畅，表达很简练，而且很有文采，很有艺术性，很有哲理性，这样才行。

我衷心希望大家都能健康快乐地生活在祖国的蓝天下，天天都有好心情，享受60岁这个美好的第二春。

# 第一章

# 21 世纪健康新标准

20 世纪，医学更多地关注医疗，21 世纪，将更多地关注预防；20 世纪，人们更多地追求治病，21 世纪，人们更多地追求健康。因为治病是下游，健康是上游。从下游走向上游，是当今时代的呼唤，是社会文明进步的表现。

# 最好的医生是自己

当我们真正学会并懂得更好地照顾自己的健康，使身体这部机器总是处于正常、良好的运转状态之中，那么，你就是自己最好的医生了。但是，在现实生活中，我们如何照顾自己的健康呢？

## 健康的钥匙在自己手中

我们现在有个大误区，什么误区呢？有病上医院，有病看大夫，把自己健康的希望寄托在医生身上，大错特错。医生有用吗？有用，可以帮助你，不过很有限，作用只占 8%左右。美国一个心脏病专家说得好，一个病人，当你得病来找医生的时候，医生能给你的帮助很有限，而且任何医生的帮助都不能使病人恢复到得病以前的状态。因此，让人不得病的医生才是好医生。

如果 60 岁以前一身是病，糖尿病、冠心病、半身不遂、癌症，那你一辈子就会痛苦。最近美国有个研究，发现善于养生的人，基本上没有各种病，也没有什么致病因素，这个人老年以后发病的医药费用是不善于养生的人的 1/4、1/3。所谓不善于养生，就是经常讲的亚健康啊、脂肪肝啊、高血脂啊这些。实际上一个人要想百岁健康，核心是 60 岁以前没有病。

人们常说："有什么别有病，没什么别没钱。""不怕挣得少，就怕走得早。"说的都是一个意思：健康是人生第一财富，健康是幸福第一法宝。

健康不是医学问题，是人文问题、社会问题。

## 治病不如不病

20 世纪，医学更多地关注医疗，21 世纪，将更多地关注预防；20 世纪，人们更多地追求治病，21 世纪，人们更多地追求健康。因为治病是下游，健康是上游。从下游走向上游，是当今时代的呼唤，是社会文明进步的表现。

医学的第一目的是促进健康，预防疾病。

我们做医生的不能让人不死，但可以让人不早死，让人自然凋亡。

美国一个专家讲得好，任何高科技都不能使人恢复到得病前的状态。有人患脑溢血，高科技开颅，打开一个洞，加上激光吸血，人是救活了，但还是半身不遂。有人得心肌梗死，行，溶栓药打一针，0.1 克 1.5 万元，放支架花了 20 万，活是活了，心肌还是坏死，还是不如不得病。所以美国专家讲得好，好的医生是让人不得病的医生。

## 健康需要教育

在这里重要的问题是教育。教育人们掌握健康生活方式的意义和作用极大。如上海市对一组250例心脑血管疾病的高危人群进行了两年健康生活方式和行为指导，使心脑血管疾病和并发症的发生率分别下降了20%与18%。

北京曾实施了一个健康促进项目，对7种慢性非传染性疾病进行干预，对居民吸烟、酗酒、不合理膳食、久坐、缺乏体育锻炼和身体超重等行为危险因素进行逐月监测和教育指导，范围达2284个居委会、330万人口。仅对其中9700多名高血压患者的教育管理，一年就节约医疗费100多万元，使其治疗率提高到90%，血压控制良好率达58%。如果全市200万高血压患者都能受到这种教育指导，预计每年可减少医疗费支出2亿多元。

俄罗斯在这方面的重视程度可以借鉴。时任俄教育部长的弗拉基米尔·菲利波夫称，为了加强素质教育，俄教育部最近制定了《在俄教育体系中加强德育的计划》，作为加强德育的重要措施之一，将在俄罗斯学校中开展“健康生活方式”教育。俄罗斯的调查认为，一个人的生活只有15％取决于医学和药物，85％取决于人的生活方式。近30年来，俄罗斯普通学校负担过重，学生身体素质下降，中学毕业生只有15％是健康的，85％患有各种慢性病。由于负担过重和体质下降，中小学教育的水平也有所下降。为配合开展健康生活方式教育，俄罗斯将中小学每周两小时体育课增加到每天一小时，而且周六和周日不布置家庭作业，让学生有充裕的时间进行锻炼或者其他娱乐活动。

在美国和其他西方国家，生活方式的教育和推广已进行很长时间了。早在1877年，美国密执安州建立的疗养院就是一个健康生活方式教育中心。现在美国有许多生活方式教育中心，尽管收费很高，来的人仍然络绎不绝。

最近，卫生部公布了“中国居民营养与健康状况调查”的最新结果：目前在我国居民中，生活方式病越来越常见。其中，超重的有两亿人，患高血脂的有1.6亿人，患糖尿病的有4000万人，患高血压的有1.6亿人……

上述数字实在不容乐观。以高血压为例，如今，专门针对高血压的药物有 100 多种，观点、学说层出不穷，相关研究更是已进行了 100 多年，但是这种病还是没能被遏制住，患者越来越多，甚至出现了低龄化的趋势——这是为什么？我们的宣传总是将原因归结于物质太过丰富、生活节奏太快，然后再把各种防病治病的道理拿出来讲一通。可是，很少有人想过，大道理谁都知道，但是为什么人们的生活还是如故？真正的原因是那些防病治病的道理没有化入血液，渗进骨髓，没能形成一种信念，当然也就不能变成行动。

知识都是一样，知道容易，信起来难。这里的“信”，不是简单地认为“这是对的”，这还是停留在了解的层面上，我们强调的是能让人身体力行的“信”。

## 健康九成靠自己

人这一辈子总免不了有生病的时候，当我们的身体出现不适感后，最先的发现者，不是医生，而是我们本人。谁也不可能比自己更能清楚了解自己的身体。比如说，你吃到什么程度算八成饱？你喝了多少酒为适量？你每天要睡多长时间才感觉舒服？你运动量多大正好？别人是无法替你把握这些情况的，唯有靠自己在长期的生活、养生中去体验，去总结，去调整，才能恰到好处。再比如，好多身体不适目前医学上还不能很好地解释清楚，特别是许多心理上的疾病，也只能靠自己来调整。

健康的钥匙掌握在自己手里。我在这里送给大家四句话：有病看西医，养生靠中医。要想寿而康，九成靠自己。

病多不是因为钱多，是因为保健知识不多。

有人认为现在疾病增多了，都是经济发达了，生活富裕造成的。近年北京市调查，小学生已经有了高血压，中学生也有动脉硬化了。我认为，病多了并不是因为物质文明提高了造成的，而是因为精神文明不足，健康知识缺乏而产生的。

像高血压、糖尿病等“文明病”并非是文明社会带来的，而恰恰是由膳食不合理、吸烟酗酒、运动过少和心理失衡等不文明生活方式造成的。

## 药补不如食补，食补不如心补

药补不如食补，食补不如心补，有好心情，才能有好身体。

这里我讲两则故事。美国自行车运动员阿姆斯特朗，是一个睾丸癌晚期病人，医生说他存活的概率小于

1%，但他说对治疗很有信心，一定积极配合。结果睾丸切除，接受放疗化疗后，他依然坚持锻炼，最后获得了7次环法自行车赛冠军。

法国有个26岁的女孩患了子宫癌，子宫切除，两个月后右侧卵巢转移，右侧卵巢切除；又过两月后，左侧卵巢转移，第三次再切除；一个月后，结肠转移，肠子切除，肛门造瘘。前前后后她一共接受了8次手术、6次化疗，头发掉光了，呕吐，贫血，骨瘦如柴，奄奄一息，每天躺在床上只是等死，设计自杀的方式。一位朋友来看她，告诉她生命最珍贵，要有信心，并让她想高兴的事。于是，她想起三年前在法国海边滑水的情景。那天蓝天白云，阳光明媚，海鸥从身边飞过，她感受到人与自然融为一体的美妙。朋友说：好吧，我们为去海边滑水做准备吧。第二天，女孩开始练习站立，两个月后终于站了起来，又练两个月后可以使用滑水板了。于是，她每天都很高兴地练习，越练身体越好。两年后她回医院检查，医生吓了一跳：没想到她还活着，而且各项化验指标都显示正常。1996年，这个法国姑娘还获得了世界女子滑水冠军。

当她站在冠军领奖台上时，谁能想到她曾是一个晚期癌症病人。乐观积极的心态所具有的力量完全超过我们的想象。

北京癌症协会曾做过一个统计，发现在 1000 多个抗癌明星中，长期生存的经验基本来自两条：第一是乐观，心态稳定，对未来充满信心，不害怕；第二是家里人的关心、支持。

所以说，最关键的是心补。多到户外活动，多晒太阳，有了阳光的心态，就有阳光的表情、阳光的世界和阳光的未来。

## 有病不能自己看

我在这里说“自己是最好的医生”，能不能说医生没有用了，自己可以给自己看病呢？这是一个误区。

确实，去医院看病比较麻烦，尤其是像感冒这样的小病，经常要花大半天的时间，而且还不一定看得好，跑个两三趟的也正常。一趟下来，少则几十元，多则几百元。但是，说自己是最好的医生，并不意味着有了病也不去医院，全由自己来解决。特别是当自己采取了一些措施仍不见效时，必须立即去医院诊治。但即使在名医指导下，也需要靠自己细心理解病情和医嘱，才能更好地配合治疗，早日康复。

照顾自己的健康，首先在自己，但是自我保健不是避开医生，而是告诉人们，在什么时候应去找医生，在求医时如何更恰当地向医生提出问题。更重要的是，在无病的时候，如何掌握自己的健康状态，做自己最好的医生。

## 健康生活三个“平”

要想健康快乐一百岁，我们记住三个字就行了。三个“平”：平常饭菜（一荤一素一菇，燕麦瓜果豆腐），平和心态（不争不恼不怒，爱心宽容大度），平均身材（不胖不瘦不堵，天天早晚走路）。

### 平常饭菜：一荤一素一菇

最近联合国粮农组织提出一个新的口号：21世纪最合理的膳食结构就六个字：一荤一素一菇。我现在就这样，每顿饭有一个荤菜，鱼啊肉啊鸡蛋啊，鸡鸭鱼虾都可以。一个素菜，萝卜啊青菜啊，几个青菜混在一起。一个菇，蘑菇、树菇、金针菇、黑木耳或者海带、草菇都可以。为什么要一荤一素一菇呢？首先，你一定要有个荤菜，因为人是杂食动物，人不能完全吃素，荤菜一吃以后，动物蛋白有了，高级营养蛋白也有了。第二，要有素菜，素菜一吃以后，纤维素、维生素、矿物质也有了。吃素菜很重要，能使大便通畅。第三，还得有菇。菇就是食用菌。现在越来越发现，食用菌在膳食中所含营养特别全面，有三大作用。第一，服用菇会使血脂下降，特别是胆固醇、甘油三酯下降，血黏度下降，动脉硬化延缓，心脑血管病减少。第二，菇含有香菇多糖，使免疫力提高，癌症减少。所有吃菇的地方，癌症都少。第三，菇还有一种抗氧化作用，使细胞凋亡慢，延缓衰老，使老年痴呆减少。在北京，每死 100 个人，就有 52 个心脑血管病，22 个癌症，这就占了 74 个。如果我们经常吃菇，心脑血管病就少，癌症减少，衰老减慢。

燕麦是粗粮的代表。现在很多人钱一多，生活好了，以为吃粗粮都是过去的事。错了，你将来也得吃粗粮。人类就是吃粗粮过来的。细粮是什么呀，就是淀粉。粗粮呢？维生素，纤维素，矿物质，什么成分都有。所以大家一定记住，什么时候都要吃得有粗有细。

## 平和心态：乐观是超级保健药

何为好心情？就是有好心，还得有好情。好心是爱心、善心、真心。科学研究表明，爱心多，内啡肽释放就多，人体微循环得到改善，免疫力提高。爱心使人健康，善心使人美丽，真心使人快乐。好情是友情、亲情、爱情。友情使人宽容，亲情使人温馨，爱情使人幸福。有了这三个心，有了这三种情，你一定有好心情。

乐观积极的心态所具有的力量超出我们的想象。

我调查过北京市200例猝死病人，有50％死亡以前24小时之内生气、着急、情绪激动，20％～25％死以前半小时喝酒、激动、生气，18％死亡发生在30秒之内，刚刚还说着话，说死就死了，30秒就死。就是说，精神情绪影响很大。

## 心态好，活到老

有个90多岁的老太太，我们对她进行了调查。她做饭，走路，什么都行，精神特好。人问她怎么这样长寿，她就一句话：没心没肺，有说有笑。她就是心态好。其实她吃得并不是太好，吃什么呢？调查半天，最喜欢吃的就是杂卤面。我们现在天天研究膳食多少卡路里、胆固醇、饱和脂肪酸、不饱和脂肪酸……都研究透了，心态不注意，吃什么都不行。

有个老寿星，104岁了。她根本不懂什么是合理膳食，更不懂什么叫卡路里。人家问她长寿有什么秘诀，她耳背，听几遍才听清，就大声回答：儿媳妇好！她很聪明，对人总夸儿媳妇好。她知道儿子、女儿不用夸，肯定对自己好。儿媳妇本来也就是个普通人，这样一夸，到最后想对老人不好都不成了。人家问她还有什么秘诀，她答：政府好！因为她岁数大，政府有规定，民政部门逢年过节都得派人看望她。政府也是按规章办事，她这样一夸，街道一看这老人不错，不是过年过节也会常去看她。

## 平均身材：不胖不瘦不堵

病人肥胖、高血压，我跟他讲，你一定“超载”。他说为什么？我说很简单，一辆载重汽车可以装 5 吨，你现在装 4.5 吨，中等速度，可以运行 10 年、20 年，装上 5 吨再高速度走快路，而且常常急刹车再发动，一定坏得快。你现在体重超重，心脏负担就相当于 5 吨的汽车装上 8 吨的东西，血压高就等于超载、超重，而且脾气着急就如急刹车再发动，这样车子就一定坏得快。因此必须减轻体重。

肥胖对身体有什么损害呢？简单一句话，上世纪 70 年代保险公司有个统计数字，超重 1 公斤，少活 8 个月。90 年代重新统计，超重 1 公斤，少活 4 个月。

不管少活几个月，超重减寿那是肯定的。肥胖就是疾病的象征，肥胖就是衰老的象征。30 多岁的年纪，你就胖，说明你已经老了，你就是有病。

有人问我，洪教授你说肚皮吸脂好不好，塑身好不好？我跟她说：我们减肥不是为了整容，吸脂是一种整容；减肥也不是塑身，减肥是为了健康。你靠不吃饭去塑身是不对的，应该加上合理膳食，适量运动。

## 肥胖是健康的大敌

研究表明，超重和肥胖造成的提前死亡（诱发糖尿病、动脉硬化、心脑血管病、脂肪肝……）比癌症还要多，对人们自信心、自我形象造成的负面影响超过任何一种疾病，花在治疗肥胖上的时间与金钱几乎无法统计，肥胖已成为公认的当代社会人们健康的大敌。

怎样算是超重或肥胖呢？按最新的亚洲人体重标准：

超重指体重指数≥24

肥胖是≥28

体重指数＝体重（千克）/身高$^2$（米）。

由于计算有些麻烦，可用简明的计算公式：

理想体重：身高（厘米）－105

超重：体重＞身高（厘米）－100

肥胖：体重＞身高（厘米）－90

消瘦：体重＜身高（厘米）－120

人们很奇怪，为什么生活一旦改善，人就很容易发胖呢？从根本上说，这是人性的弱点造成的。人有好吃懒动的弱点，容易吃得偏多，动得偏少。随着经济发展，食物越精、越美，含热量越高；而同时汽车、电梯、电脑天天相伴，高楼林立，远离自然，人们运动减少，肥胖成了社会发展的必然，也成了诸多疾病的祸根。

与其耗费成百上千元治疗肥胖，不如不用花钱去预防肥胖。对肥胖而言，预防是最好的治疗，但必须从小做起，从小事做起，持之以恒，形成习惯。好的习惯养成好的性格，好的性格就有好的命运。让我们从今天做起吧！

## 饭前喝汤，苗条健康；饭后喝汤，越喝越胖

人在饥饿进餐前食欲中枢兴奋性最高，越胖者越高，一进餐，狼吞虎咽，5 分钟左右已摄入近 80％的热卡，等到出现了饱腹感，所摄热量已经超标，此时再喝些肉汤，脂肪进一步超标，必然越喝越胖。科学的做法

是：坐上餐桌后，先别忙吃饭，先安静一下，喝一碗汤。研究表明，汤一进胃内，不但占据容积，更重要的是通过胃黏膜迷走神经的传导反射到食欲中枢，使食管中枢的兴奋性下降，食量自动减少三分之一，使饱腹感提前出现而且进餐速度变慢，总摄入热卡减少，形成习惯，日久天长，使人苗条健康。广东人、福建人饭前喝汤就是典型例子，而北方人饭后喝汤，肥胖者也明显增多。

对一些肥胖者的观察表明，只要做到饭前喝汤，不需要任何减肥药，体重每月能下降0.5～1公斤，半年后有显著效果。在两餐之间有饥饿感时可进食少许低热卡食物。对过于肥胖的人，针刺疗法有助于减少饥饿感，使减肥过程更顺利。

许多人胖了要减肥，吃减肥药、喝减肥茶等等，现在还有减肥腰带，说腰带一勒可以定向减肥定向塑身。好多女士都去买，一勒之后，肥还没减下去，痔疮倒长出来了。因为腹压增高，产生静脉回流障碍。要想减肥，大家不妨记住两句话：饭前喝汤，苗条健康；饭后喝汤，越喝越胖。只要饭前提前喝汤，饱腹感就会提前出现，七八分就觉得饱了。科学观察两组共400多人：一组饭前喝汤，七八分饱，6个月下来，1个月体重减轻1斤，6个月减轻6斤。另一组吃减肥药，1个月减去1公斤，6个月减去12斤。饭前喝汤减肥稳稳当当，不用吃药。

## 想变胖，学日本相扑；想变瘦，学英国贵族

要想变胖，学习日本相扑运动员；要想变瘦，应学习英国贵族。日本相扑运动员的体重高达180公斤甚至200公斤，其中的道理很简单：他们一天只吃两顿饭，每顿的饭量很大，相当于正常人饭量的10倍之多，吃后就睡觉。英国贵族身材之所以那样好，是因为他们一天吃六顿饭，少量多餐，血糖、血脂波动都很小，整体代谢非常稳定。因此可防治糖尿病、高血脂、脂肪肝、冠心病。六顿饭的时间是：7点、10点、12点、16点、18点和晚上20或21点。平时上班一天吃不了六餐怎么办呢？控制三餐也可以：早饭中饭多吃，晚饭少吃。早饭吃2/5，中饭吃2/5，晚饭吃1/5。这样下来，身体会自然变瘦，不会反弹。

## 慢慢吃，多咀嚼

吃饭速度应放慢，不要狼吞虎咽。把吃饭时间延

长，细嚼慢咽，吃饭放慢速度，食量就能减少。由于消化腺分泌时间有限，进食慢就能达到不吃的目的。

多咀嚼，更重要。经脑电图测量，人的咀嚼肌一运动，脑血流就增多，可预防脑供血不足，还对老年痴呆（阿尔茨海默病）有预防作用。老年人要多咀嚼，当然牙齿不好的人就不行了，只能吞咽。如果牙齿好，就吃点“筋道点的”。多咀嚼，可以增加脑血流，预防脑供血不足，避免老年性痴呆。

对老年人、肥胖的人来说，除了控制体重外，还要经常做腹部按摩。腹部按摩是这样的，将清凉油涂在手上顺时针方向转位，面积由小到大，力量由轻到重，按摩到皮肤有点发红，手心也有点发红。按摩以后，肠子会跟着蠕动。老年人多有顽固性便秘，用这个办法效果较好，同时也有利于腹部脂肪的吸收和肠管的蠕动。

## 强身健体“八个八”

健康长寿是人类最美好的追求，是社会最宝贵的财富。

要想健康长寿很简单，大家可以照着“八个八”来做。什么“八个八”呢？日行八千步，夜眠八小时，三餐八分饱，一天八杯水，养心八珍汤，强体八段锦，米寿八十八，茶龄百零八。

## 日行八千步

最新的研究已证明：步行可以逆转冠状动脉硬化斑块，特别适合中老年人。步行还能有效地预防糖尿病。研究表明：每周步行3次，糖尿病的发病机会比不运动组减少25%，每周步行4次者减少33%，每周步行5次者减少42%。每次应步行3公里左右。我国在大庆及北京的研究也表明，与不运动组相比较，运动组糖尿病发病率减少30%～50%。

步行还能明显使体形健美。步行使脂肪减少，可使肥胖者减肥，瘦者肌肉增加，变得强壮。一组中年妇女的8周运动锻炼研究表明，8周在医生指导下的逐渐加量运动使参加者平均减少脂肪6公斤，肌肉增加3.6公斤，体重净下降2.4公斤。

更重要的是步行能使神经系统功能尤其是平衡功能改善；步行能改善思维，使情绪变得愉快。

我说“日行八千步”，并非绝对，按日本人的方法是日行1万步，都可以。但至少3公里，也就是6000步。8000步是个大概，最高12000步，最少6000步。

## 夜眠八小时

夜里睡觉，这个很关键。起码要睡七小时。人该睡多少觉呢？争论了几百年，现在清楚了。有人做了一个山洞研究，一个大的山洞里面，没有窗户，人在里面呆着，不用上班，你不知道洞外面是礼拜几，你该醒就醒，愿意吃就吃，愿玩就玩，反正就在山洞里，反正你也不知道白天黑夜，什么也不知道。然后看人的自然生物钟究竟该怎么运转。研究下来发现，不论男女老少，醒着或休息着，有些人醒过来 14 小时，自动睡 7 小时；有些人醒过来 18 小时，睡了 9 小时；有些人醒过来 20 小时，又睡了 10 小时。基本上醒着跟睡着，2 比 1。周期有长短，有人 18 小时，有人 14 小时，但周期里醒着跟睡着的比例都是 2 比 1。最后发现原来人体正常的生物钟，也就是 1 天 24 小时里，醒 16 小时，睡 8 小时，最符合人体自然的生物钟规律。有人说我可睡不了那么多，那没关系，人群的睡眠调查发现，正常的睡眠 8 小时这组人群最健康，疾病最少，寿命最长。每天少睡 1 小时，死亡率增高 9%；每天睡 6 小时的人，死亡率增高 18%；每天只睡 5 小时的人，死亡率增高 27%。每天 8 小时是最合适的睡眠时间。

现在亚健康的人很多，第一个因素就是睡眠不够，或者睡眠质量不好。它会造成大脑功能下降，植物神经不稳定。植物神经紊乱，造成内分泌一切功能紊乱。在动物实验里，如果只是饥饿，动物问题不大。但如果不睡觉，很快功能紊乱，出现高血压、冠心病、动脉硬化。可以用一个小猴子做实验，小猴子挺健康，4 岁，不给水喝，气它，都没事。后来干脆就不让它睡觉，只要猴子眼睛一闭，就用电麻它，使它醒过来。困了睡觉，又通电，让猴子都不敢睡。很快猴子得了神经官能症，掉毛，脸色也不好，消瘦，吃东西拉稀。继续不让它睡，继续刺激它，神经官能症变成了植物神经紊乱。以后，猴子血压高，动脉硬化。第二年有一天，猴子荡秋千时荡着荡着惨叫一声摔下来，浑身冷汗，就死了。一解剖，急性心肌梗死。猴子从 4 岁开始，一年多的实验，就是剥夺它睡觉的权利，从神经官能症、植物神经紊乱、血压高、动脉硬化，到心肌梗死。

## 三餐八分饱

美国白宫保健医生来中国讲学时，送了一句话给听众：吃饭七八分饱，走路爬楼慢跑。但北京的百姓总结得更简单：管住嘴，迈开腿。

七八分饱，营养正好。古代老中医有一句话：若要身体安，三分饥和寒。这句话可不得了，救了无数的人。必须有饥有寒，才能调动你身体适度的抵抗力。美国科学家做了一个实验，看看对动物和人来说，是七八分饱好还是吃饱好。为此养了 200 只猴子，100 只猴子顿顿吃饱吃好，100 只猴子定量供应，就给吃七八分饱。实验进行了 10 年，10 年下来看看顿顿吃饱的猴子，胖猴多，肚子大的多，脂肪肝、高血压、动脉硬化、冠心病的多。10 年下来，死了 50 只猴子。另外一组猴子七八分饱，喂了 10 年下来，苗条猴、健康猴多，精力充沛，活蹦乱跳。10 年当中只死了 12 只猴子，88 只都活着。这样下去养到 15 年，顿顿吃饱的猴，胖猴基本上都死光了。而七八分饱的苗条猴还活下来了很多。最后证明了这样一个结果：所有长寿的、高寿的猴都在七八分饱这一组。

人类包括动物在进化过程中，到了饱的感觉时已经是过量了。比如老虎，今天抓一只狐狸，明天抓一只兔子，并不是餐餐都能抓到食物。所以抓到一只动物就吃得饱饱的，往往能抵上两天不吃东西。人也一样，吃到饱的感觉时，肯定是过量了，一餐能顶几餐了。所以七八分饱才是合适的。吃饱已是滞后的感觉。

七八分饱什么指标呢？很简单，你吃饭吃到还能吃，还想吃时，你可别吃了。赶紧离开饭桌，这就是七八分饱。

客观指标有两条。第一个指标，你的体重小于身高减去100。比如我身高一米七，体重必须70公斤以下。如果能等于身高减105，一米七，65公斤，这是理想标准了。谁要是体重达到身高减105，那就是中国人理想的体重标准，就跟神舟五号航天员杨利伟一样了。

第二个指标，腰带，裤腰带，腹围标准。现在对腹围越来越重视。英国有句谚语：腰带越长，寿命越短。心跳越快，死得越快。你要想知道自己的寿命长短，很简单，把你的腰带解下来，量一量裤腰带，腰带越长，寿命越短。安静的时候心跳越快，动脉硬化得越快，死得越快。腰带应该多长呢？根据研究，中国人，男同志腰带最长90厘米，两尺七，理想的应该是两尺六。女同志应该两尺四。腰带越长什么意思呢？肚子越大，脂肪越多，动脉硬化、脂肪肝、心肌梗死越多。所以你是不是七八分饱看什么呢？看体重，看腰围。

当然，安静的时候心率也重要。比如说我吧，平时坐着，一数心跳，八十多次，那可不行。中老年人，安静时心跳七十上下，那算正常。

## 一天八杯水

我们现在很多病，尤其是老年人的病，如果水喝得少，尤其是夏天一到，血液一浓缩，脑血栓、肾结石、胆结石、冠心病也多。有一年，5 月份，突然热得不得了，就像七八月一样，医院里来了一大批脑血栓病患者。所以一天 8 杯水，要保持 1500 毫升尿液。一个人，一天要排出全部的代谢，就要 1500 毫升的尿液，才能排泄得出去。有人说，我也没有量杯，也不知道 1500 毫升有多少，那也没关系。你注意看，早上第一次小便，如果量很少，很黄，你就有问题了。早上第一次小便如果清亮，尿量大，你水分是够的。人在夜里是最缺水分的，所以，老年人晚上如果起夜，千万要喝一杯水。早上醒过来，第一件事就是喝一杯水。这样对补充血容量、防止脑血栓有相当大的好处。

黑龙江边防战士在零下 40℃ 的天气里，防冻的办法主要就是多喝水，因为人在寒冷的情况下，外周血管循环（四肢末梢血管）受影响，水喝多了，循环好了，四肢便暖和了。

## 养心八珍汤

中华民族五千年的文化，博大精深，源远流长。最精彩之一就是一服养心八珍汤，八味“药”，天天喝，早晚喝，让大家天天心情舒畅，健康快乐 100 岁。哪八味呢？慈爱心一片、好肚肠二寸、正气三分、宽容四钱、孝顺常想、老实适量、奉献不拘、回报不求。

慈爱心一片。做人最重要的，是要有爱心。邓小平同志讲：我深情地爱着我的祖国。作家冰心说过：“有了爱，就有了一切。”如果一个人没有爱心，我们千万不要跟他交朋友，没有爱心的人啊，父子仇杀，夫妻残杀，兄弟反目。

好肚肠二寸。好人会有好报，你对人善别人对你善，你对人恶别人也会对你恶。我们说身体健康需要维生素，心理健康要不要维生素呢？也要维生素，善良就是心理健康最好的维生素。

正气三分。人要心存正气，要做好人，不能做坏人，不能贪污，不能腐败，越是腐败，死得越快。巴西医生调查了 583 个贪官和 583 个廉洁官员。10 年随访下来，贪官里面 60％以上得癌症、脑出血、心肌梗死；而廉洁官员患病率只有 16％，还没有一个死亡的。特别是福利局的 16 名官员，集体贪污，集体被撤职。平均年龄 41 岁，随访结果，16 人中 15 个人得了重病，6 个人死亡。所以结论一句话：廉洁有益健康，腐败导致死亡。因为腐败的人啊，他恐惧后悔，自责自罪，白天食不甘味，夜里寝不能寐，从腐败开始直到被揭露出来，受到惩罚惶惶不可终日，导致身体免疫机能全面下降，极易患病。

宽容四钱。一个人要做一番事业，必须心胸宽，肚量大。心胸狭窄，鼠肚鸡肠做不成任何事，有多大肚量就能做多大事业。现代社会，心胸狭窄、不宽容的人，自己受罪，事业也失败。

孝顺常想。孝顺是中华民族的传统美德。但现在离婚率越来越高，离婚速度越来越快。很多年轻人价值观变了，他们找对象的标准和以前不一样了。原来爱情讲究的是真善美，花前月下，美好的爱情可以降血压；现在找对象要俊男靓女、酷哥辣妹，帅要帅呆了，酷就酷毙了。爱情都变麻辣烫了，变成升血压了。

老实适量。老实很好，但要适量。因为社会太复杂了，对方老实，你老实，如果对方不老实，你小心被人骗，谁要是过分老实上当受骗，可别赖八珍汤，因为八珍汤让你老实适量，可没叫你老实过量啊。

奉献不拘。像我们的周总理一样，活到老，学到老，与时俱进，不断充电，你才可以奉献社会。

回报不求。做好事，不求回报。李瑞环同志说过：

但行好事，莫问前程。

这八味“药”怎么配呢？不是一般的机械混合，八味“药”先放在宽心锅内，文火慢炒，不焦不躁；再放进公平钵内研，精磨细研，越细越好。三思为末，淡泊为引，做事三思而行，做人淡泊明志，做成菩提子大小，和气汤送下，清风明月，早晚分服。

面对清风明月，夜深人静时，养心八珍汤可以净化心灵，升华人格，陶冶情操，调适心理，做到物我两忘。不以物喜，不以己悲。

养心八珍汤有六大功效：第一，诚实做人；第二，认真做事；第三，奉献社会；第四，享受生活；第五，延年益寿；第六，消灾祛祸。

## 强体八段锦

我们发现苏东坡在“苏沈良方”中介绍的“八段锦”很有功效：晨起，盘腿而坐，先叩齿、搅海、鸣鼓各数十次，随后吐故纳新，待气满胸，再徐徐而出。然后用手依序按摩脚心、脐下、腰脊间、眼面、耳项，直至发热，最后按捏鼻数次，梳发百余次。苏东坡亲自实践后，感觉“此法甚效，初不甚觉，但百余日后，功效不可量。比之服药，其效百倍”。

八段锦其实就是一次全身按摩，认认真真地做一次，通常需要半个小时。苏东坡曾经写过一篇文章，说头几天练习八段锦可能没什么感觉，但是百十日后，功效不可量，胜过用药石百倍。医学研究发现，人早上起来，所有微循环都处于闭塞状态，心绞痛很容易发作，但做完八段锦以后，就可保平安。曾经有一本书讲，一平方毫米的皮肤在安静状态开放 10 根毛细血管，热疗以后，可以开放到 50 根，按摩以后，可以从 10 根开放到 300 根——按摩的作用比热疗还大！

国家体委的一位老领导，80 多岁，身体好得不得了，还长跑呢。他就是按照八段锦做的。现在有人也想开了，愿意花一万块钱买个卡，下了班开车去健身房，你走路去多好。换完衣服，练得满身大汗，再洗澡。你要练这个肌肉，那个肌肉，这种锻炼都不如八段锦管用。

中国的传统养生法非常简练，非常省钱，非常有效。现在健身器械越来越复杂，什么耗氧量、卡路里多少，动不动一张表格。要我说啊，最复杂的本来可以变得最简单，没有这个表格我感到很舒服。其实男的、女的、壮的、弱的，大家不可能都一样。人人弄一个表格，就像一件衣服，男女老少高矮胖瘦，衣服就一套，一样的宽三尺，长十尺五，怎么行？

## 米寿八十八

米寿是指八十八岁，因为米字是由“八十八”组成。

生病对谁都一视同仁，但死得不一样。一种叫自然凋亡。人的自然凋亡就是无病无痛，无疾而终。平安百岁，快乐轻松。半身不遂地躺在那儿，耗着，没有生活质量。

## 茶寿百零八

茶寿是指一百零八岁。因为“茶”字的草字头即双“十”，相加即“二十”；中间的“人”分开即为“八”，底部的“木”，即“十八”，连在一起构成“八十八”，再加上字头的“二十”，一共是“一百零八”。这句话强调的是健康寿命，即活着就要享受生活，生活就要讲究幸福度。养心八珍汤讲的是人的整个人生、整个世界的阴阳和谐、中庸。中国的中庸是指平常心。平常心好啊，平常心就是中庸。

中国人的思维和西方人的思维是有差异的。在追求健康上，我一直推崇的是东方式的大思维。健康已不是一个单纯的医学问题，而是要让大家进入良好的思维习惯。

## 生物钟你慢慢走

### 人体内有个“隐形时钟”

生命是最神奇的，“神造”总是高于“人造”。科学研究证实，每个人从他诞生之日直至生命终结，体内都存在着多种自然节律，如体力、智力、情绪、血压、经期等。人们将这些自然节律称作生物节律或生命节奏。产生这种现象的原因是生物体内存在着生物钟，它自动调节和控制着人的行为和活动。

早在古希腊的希波克拉底时代，这位令人崇敬的医学先驱者就指出：人的健康、情绪是在他降临人世时就决定了的。希波克拉底嘱咐他的学生们，在诊治疾病时要密切注意患者的出生年月与病情的发展日期之间波动的情况。因此，经过他治疗的病人往往能较快地恢复健康。

上世纪初，德国内科医生威尔赫姆·弗里斯和一位奥地利心理学家赫尔曼·斯瓦波达，通过长期的临床观察，揭开了其中的奥秘。他们发现，在病人的病症、情感以及行为的起伏中，存在着一个以23天为周期的体力盛衰和以28天为周期的情绪波动过程。大约过了20年，奥地利因斯布鲁大学的阿尔弗雷特·泰尔其尔教授，在研究了数百名高中和大学学生的考试成绩后，发现人的智力是以33天为波动周期的。于是，科学家们将这体力、情绪与智力盛衰起伏的周期性节奏，绘制出了三条波浪形的人体生物节律曲线图，被形象地喻为一曲优美的生命三重奏。

## 神奇的“三节律”

从人体体力、情绪、智力这三节律看，处于中线以下的那段日子，称为生物节律的“低潮期”。在这些日子里，体力容易疲劳，做事拖拉，畏怯；在情绪方面往往表现为喜怒无常，烦躁，意志沮丧；在智力方面则出现注意力不易集中、健忘、判断力降低等。

而在跨越中线的那段日子，称为“临界期”，这是一个极不稳定的时期，身体正处于频繁的变化之中，或者说是处在过渡状态。在这段临界期中，极易出现差错，粗枝大叶，容易感染疾病，机体各方面的协调性能较差，容易发生事故等等。

处于曲线中线以上的日子，称为生物节律的“高潮期”，在这段时期内，往往表现为精力旺盛。如体力周期曲线处在“高潮期”，就会感到体力充沛，生机勃勃。同样，当情绪周期曲线处在“高潮期”，就会表现出强烈的创造力和丰富的艺术感染力，心情愉快、达观。当智力周期曲线也处在“高潮期”，那时人就会头脑灵敏，思维敏捷，记忆力强，更具有逻辑性和解决复杂问题的能力。

## 不曾谋面的平安顾问

人体生物节律是“不曾谋面的平安顾问”，国外对生物节律非常关注。

美国一家保险公司在涉及偶然事故所引起的死亡报告中指出，事故的肇事者约有 60% 发生在“临界期”。例如近年发生的 13 起飞机坠落事故，其中 10 起归咎于驾驶员的差错，而这些驾驶员和他的助手们大都处在“临界期”。美国的一家微型汽车公司，向它在爱达荷州分公司的 60 名司机，提供了生物节律表格，当司机处于“临界期”时，预先提醒他们多加小心，结果车祸减少 2/3。

日本沃米铁路公司查阅了 1963 年至 1968 年间所发生的 331 起事故，发现其中 59 起事故发生在司机的

“临界期”。1969 年，该公司开始实行生物节律计划，使全年的事故一下子减少了 50%。

莫斯科车辆管理所对交通事故作了一个统计，凡是运用生物节律理论来指导司机的出勤，就可以减少车祸。莫斯科出租汽车公司为所有司机绘制了曲线图表，每当司机处于“低潮期”时，就发给他们红色的行车证，以提醒他们倍加小心，当司机处于“临界期”，就根本不让出车。

在瑞士洛迦诺城里的弗兰芝·威尔林博士的诊所，除急诊外，手术的安排都是严格按照病人和医生的生物节律决定的。一般在病人的“临界期”不安排手术，同样，绝无一个医生在他的“临界期”时去替病人开刀。连续数年的病史表明，威尔林博士的诊所术后并发症的发生率减少了 30%。

甚至还有一些家庭顾问也应用生物节律来解释为什么在某些日子里，夫妇之间彼此烦恼、争吵。如果两人主动努力去化解对方“低潮期”和“临界期”所引起的烦恼，那么，家庭生活就会更加和睦融洽。

大自然是人类的母亲，只要正视自然节律，尊重自然节律，奏好自己生命的和弦，就会百事俱兴，延年益寿。

# 第二章

# 健康尽在细节中

健康是争取出来的，建设出来的，培养出来的，保卫出来的。从根本上说，健康的生活方式与健康心态是百岁健康人生的钥匙，而钥匙就在你手中。

# 管好你的盐勺子

## 口味重，血压高

我国膳食分 4 个类型：第一是广东人，广东人膳食平均一天 6～7 克食盐，最清淡；第二是上海人，上海人一天 8～9 克盐，他们喜欢放点糖，不太咸，这也很好；第三就是北京人，一天 14～15 克食盐，这样就多了，应该砍掉 1/3 或一半；第四是东北人，食盐吃得最多的是东北人，一天 18～19 克食盐，这就太多了，要减掉一半以上。调查表明，东北人高血压、脑卒中的发病率高，广东人发病率就低。其中原因当然很多，但吃食盐多少是一大因素。据调查，我国河北、北京地区为心血管、高血压病高发地区，专家认为与食盐摄入多、口味重极有关系。

其实，我们每个人每天食用的食盐不应该超过 6 克。人如果食盐过多，可能导致高血压。高血压患者每天所食盐量应在 6 克以下。大家注意，这里说的食盐量还得算上调味品、佐料、半成品等的含盐量，把它们全部加起来，总量不能超过 6 克。如果食盐使用量严格控制在 6 克以下，大多数轻度高血压患者的血压可降到正常水平。所有的高血压患者在药物控制加上饮食控制后，都能取得很好的效果。

世界公认的健康人每人每日的食盐量为 5 克。

具体来讲，一个三口之家，一个月下来，食盐消耗量应该控制在 300～350 克，酱油使用量应该在 1 瓶到 1 瓶半之间。

## 设法限制用盐

大家说了，既然吃盐过量这么危险，很多人的口味又偏重，该怎么办呢？别着急，一点点地来，你可以试试下面几种办法。

（1）多吃新鲜蔬菜，多用其他调味品。

新鲜的蔬菜味道鲜美，有的还可生吃。在烹调的时候尽量少放盐，就能保存食物原来的味道。在煮菜时，不妨多用醋、辣椒、胡椒、桂皮、八角、芥末、芝麻、核桃、紫菜、香油等调味品。这样一来，味道又够，用盐又少。

（2）自己动手，集中放盐。

外卖和饭店的食物大多偏咸，消费者对盐量没法控制。特别是那些自己喜欢吃又偏咸的食物，实在让人难以舍弃。那怎么办呢？有一个办法：自己动手，自己做饭做菜。

每日在6克食盐的范围内，将食盐分别放入各道菜中，结果可能是每一样菜的味道都很淡。因此，某道菜把盐放够，其他菜尽量减少盐量或不放盐，这样盐量控制住了，饭菜的美味照样享受，可谓一举两得。

## 办公室里常养生

### 早餐慢慢吃

人在夜间睡眠的时候，身体处于完全放松的状态，神经反射处于抑制状态。因此，清晨起床后人体需要一个适应过程，活动开始要慢，再逐渐加快。一般来说，早晨起床，穿衣，刷牙，洗脸，上厕所，吃早餐；有的人还看看早间新闻。有健康意识的人，最好再进行一定的运动，如散步、慢跑、做体操、打太极拳等，补充每日的运动不足。

早餐是一天中比较重要的一餐。但是，人从夜晚睡觉到第二天早晨进食，胃内没有食物填充的时间很长。如果在短时间内进食，这时胃的消化能力还没恢复，食物往往不能完全消化，影响营养的吸收，不利于人体的健康。因此，早餐的时间不宜过早，也不应过快。高血压患者的早餐更不能草草吃完，以免增加身体的应激反应，使血压下降。

## 从从容容出门

大家都知道，早起早睡身体好。一个人只要每天睡眠 7～8 小时，早起 10～20 分钟不会对健康有什么影响。相反，人贪睡 10 分钟甚至 5 分钟，常常因为时间不足，增加应激反应，对人的血压、胆固醇水平都非常不利。

最好是吃完早餐 30 分钟后再出门上班。但中国人上班时间大多在八点九点钟时，加上离家很远，很难做到这点。像北京这样的大城市乘车拥挤，堵车严重，时间就更紧了。自己开车呢，上班高峰时间堵车严重，叫人急躁，精神紧张。这些情况都增强了应激反应，使人血压升高。一旦迟到，应激反应会更强，血压升高更明显。

所以，我们上班应尽量做到从容不迫，留出充足的路途时间。

## 开车血压升高

开车会精神高度紧张，路况一变化，心跳就加快。

据统计，在城市里，司机开车时的心跳比不开车时快20%。与此同时，人的血压也会有相应的变化。

国外做过一个有趣的实验，让人观看一个叫“雪中开车”的电视科技节目，监测人的血压变化情况。这是一个模拟开车的环境，但显得非常真实，结果发现所有人的血压都发生了变化。

节目开始的时候，观众的血压收缩压为140毫米汞柱。当前面突然出现一个小孩时，观众血压上升到170毫米汞柱，增加了20%。随后速度增加，观众能看见道路状况，却听不清周围的声音，这时观众紧张地注视前方，双手紧握方向盘，血压继续上升。直到车速下降，离开这个开车环境后，观众血压才逐渐下降。

平日开车，道路的情况可能比电视模拟的还要复杂，加上连续的堵车使人着急上火，人的血压不知不觉就升高了。这时人精神高度集中，血压升高不易察觉。即使到了上班的地方，血压还久久不能平静，这就是高血压患者的一个特点。

## 做做简单的运动

现在咱们坐办公室的，天天伏案工作，很累，在电脑前工作一天下来，结果颈椎病、肩周炎、腰痛腿痛全来了。这些病的根本原因是缺少运动。那怎么办呢？很简单。每工作两个小时，上午 10 点钟，下午 3 点半，做做运动，有 5～10 分钟就可以了。

我们经过研究发现，所有颈椎病都是因为肌肉固定，一个姿势，毛细血管闭塞，造成肌肉、韧带、骨骼的损伤。只要让毛细血管打开，血液改善，什么病都没有。这个运动也很好记的，就两句话。第一句叫：你拍一，我拍一，一直拍到七十七。第二句话：深呼吸，下蹲起，10 点 10 分去看戏。

什么叫你拍一，我拍一，一直拍到七十七呢？就是右手拍左肩，左手拍右肩，一直拍到七十七次。这个动作，如果是年轻人，从后面拍更好。老人从前面拍也行。这样做，马上血液循环就好。

第二句话：深呼吸，下蹲起，10 点 10 分去看戏。我们现在很多中年人、年轻人，植物神经紊乱，头晕头疼，精神、体力不好，蹲着一站起来，眼睛发黑，眼冒金星，有的还摔倒晕倒。有的人睡不好觉，浑身难受。怎么加强植物神经功能呢？古代中国人用气功，一练两个小时三个小时，印度人练瑜伽，也是两个小时三个小时。现在我告诉大家，五分钟就可以，可以超过那两三个小时的效果。

深呼吸，一种叫胸式呼吸，一种叫腹式呼吸。用腹式呼吸可以锻炼横膈下来。我们平时呼吸，每一次吸入呼出空气 500 毫升。一次深呼吸就有 2500 到 3000 毫升。这个深呼吸，一次就有 7 次到 8 次平时呼吸的量。更重要的不仅是氧气多了 7 倍到 8 倍，而且横膈一下降，胃、肝、脾、肠等得到温和的按摩，改善肠胃功能，什么胆石癌、胆结石全没有了，还能保护内脏。

下蹲起就是站起来再下蹲，蹲下去再站起来，你不能只做两三次，一定要五次十次。到最后，也许能做十五次到二十次。人在下蹲站起的时候，体位变化，对交感神经、副交感神经是最好的锻炼。交感、副交感神经一好，以后你突然一下站起来就没事了。上厕所蹲着，一下子站起来也没事。头晕头疼脑袋发蒙也没有了。你每天就先做三五次，以后做八次十次，以后再做二十次。

什么叫 10 点 10 分去看戏呢？很多人得颈椎病，到医院里治，做牵引，戴颈托，完了还开刀，没有必要。很多颈椎病都可以预防治疗，比如用 10 点 10 分去看戏这种方法就很有效。具体方法是：双臂向身体两侧伸开，和地面平行，类似钟表九点一刻时时针与分针的位置；然后双臂同时向 10 点 10 分的位置抬起，再回落九点一刻的位置。重复这个动作，连续做 20 到 30 次。你这么练以后，腰肌、背肌、胸肌、颈部肌肉都得到锻炼。什么叫“去看戏”呢？小时候在农村，墙很矮，隔壁在演戏，你想看戏的话就得把脚踮起来，伸长脖子。保持这个姿势几秒钟，之后再反复去做。这样一锻炼以后，肩部、上肘、颈部、脚部肌肉都能得到锻炼。

只要你坚持做些动作，你将永远朝气蓬勃，精神、体格各方面都会有全面改善。

## 工作讲究高效率

每一个人都有自己的内分泌调节系统，让人体维持在正常的生理状态。从人的生理角度来看，上午 9 点到下午 5 点这段时间，最适合人做各种活动。在这段时间里工作，效率会大大提高。工作效率越高，时间利用得越充分，就越能减少占用自己的时间加班加点。一旦到了下午 5 点以后，人的工作效率将会降低，工作的进度也会减慢。

关键是记得两句话，一句话就是出力出汗不出血，拼脑拼劲不拼命。世界上没有免费的午餐，天上不会掉馅饼，我们做工作，必须出力去干，出力还不够，还得出汗，使劲努力干。但别像陈逸飞，超负荷地工作，不顾身体，命没有了，一切也就都不存在了。

第二句话，少做多活是多做，多做少活是少做。巴甫洛夫，我们医学界最有名的苏联生理学家，如果他不是活到80多岁，他的大脑皮层反射理论就不会出现。华罗庚教授，80年代我跟他一起研究发明降压0号，如果华罗庚不是高寿，也就没有优选法。很多杰出人物的贡献都是在晚年，所以必须要记得，少做多活是多做，多做少活是少做。

中老年人最重要的是记得两个工作方法，一个是像心脏一样工作，一个是像蜜蜂一样生活。我看很多人，早来晚走，加班加点，成效不大。相反有些人，有计划、前瞻性、创造性地工作，没有加班加点，工作成效却很大。

一个医院里有个医生，60岁退休，一篇论文也没有。最后为了照顾他的情绪，退下来给了一个正高，工资没有变动。相反，有个40多岁的教授，写了200多篇论文。怎么回事呢？一调查，40多岁那个教授，他观察病人很仔细，一看病发现这个病例不一样，有点特殊性，比如说为什么这么年轻会得心梗呢？他一看病例，很快就找到一个好题目，写成一篇论文。如果我们工作有科学性、创造性，使附加值增高，就会事业成功，快乐轻松。

## 外出就餐的烦恼

上班的人，外出就餐太多，对身体没有好处。一是食量增多，二是营养成分摄入不足。做客的时候，本想从营养均衡的角度多要几个菜，因为是别人花钱而不好意思，就是想吃点蔬菜豆腐，那价格也不便宜。请客吃饭呢，得让客人满意，即使是自己掏钱，也不能多选一些自己喜欢的食物，营养同样没法改善。饭馆里像捞面、炸酱面、凉面、咖喱炒饭、饺子这些食品，往往含盐量过多，蛋白质含量不足。

现在，城市的人外出就餐时，蛋白质的补充已经足够，但食盐的量明显超标，蔬菜摄入量严重不足，这值得大家警惕。

对于高血压病人来说，一天最多一次外出就餐，另外两顿饭最好在家中食用，纠正营养的不均衡。

如果实在没办法避免在外面吃饭，请你记住下面几条原则：

（1）尽量和平时进餐时间、食量、种类保持一致，必要的时候做些简单的调整。

（2）不吃或少吃含糖、脂肪、胆固醇多的食物和饮料。

（3）不吃含碳水化合物过多的食物。

（4）避免食用油炸、油煎的食物，选食少油清淡的菜肴。

（5）可以食用少量的水果，但一定要减少相应热量的主食或其他食物。

（6）避免饮酒或少量饮酒，不要吸烟。

另外，如果饮酒，下酒菜也得讲究一些。

饮酒的时候，酒精的作用增加了人的食欲，使大脑处于兴奋状态，容易导致多食。这时如果选用高脂食物作为下酒菜，摄入的能量就很容易超标。所以，下酒菜要尽量选用低热量的食物，如凉菜、鱼贝类、毛豆、蔬菜和海菜。

生活中人们常常喝酒过量，菜和主食吃得少，这样虽然不会使热量摄入过量，却容易导致胃肠和肝脏、胰腺功能受损。为避免过量饮酒，应采用低脂、高蛋白、富含纤维素的下酒菜配合饮酒。

## 过节别过累，放松不放纵

古代的“节”字，本义指竹子的竹节，一节更比一节高，“芳林新叶催老叶，清流前波让后波”，有一种乐观向上的寓意。但现在，在浮躁心态和亢奋心理的影响下，有些变样了。一些人过节变成了过累，得了“节日病”；而放松又演变成了放纵，易放难收；节后疲惫不堪，得了“节后综合征”，与节日的初衷大相径庭。

君不见，暴饮暴食，喝出了胆囊炎、胰腺炎；过度疲劳，累出了心脑血管疾病；在外不洁饮食，吃出了肠炎、肝炎；出入人多拥挤的场所，挤出了流感；长时间打麻将不活动，坐出了静脉血栓，还有的甚至猝死……节假日是旅游休闲的佳期，同时也成了意外伤害和疾病的高发期。

## 麻将娱乐别较劲

清末名士梁启超曾说，唯有打麻将可使人忘掉读书，也唯有读书可使人忘掉打麻将。麻将的厉害可见一斑。在麻将桌前人同样能分成几种：

第一种人吹胡子瞪眼睛。嫌别人出牌慢，嫌别人技术不好，不按牌理出牌。输急了就骂人，不认账，耍赖。

第二种人六亲不认。牌桌上不讲年龄，不讲辈分，眼中只有“麻理”，就是父母兄妹、大人小孩在一起玩，也常常争得面红耳赤。

第三种人鞠躬尽瘁。他们打牌时精神高度紧张，专心看着别家，死命盯住下家，谁也别想占他半点便宜。

第四种人不赢不行。只要他一赢，马上就说不打了。一输就眼红心急，谁也不能走，咸鱼不翻身就绝不罢休。

第五种人是聪明人。自己的技术不错，常常能够难得糊涂，装傻放水让父母亲赢，哄他们开心。这种人心里很明白，知道打麻将就是大家坐在一起乐一乐。

适度地打点麻将，可以活动大脑，沟通情感，不过要注意劳逸结合，遵守一些健康准则。

首先，别长时间呆在麻将桌上，防止过度劳累。最好每玩上一两圈，就有意识地站起来活动，喝喝水，上上厕所，转移一下注意力。注意脑力活动和体力活动结合，还可以穿插着安排户外活动。

其次，要保持平和心态。玩就是玩，玩为了放松心情，增强亲友之间的感情沟通，而不是争一时输赢。因此，玩的时候千万不要太认真较劲，避免激动和过度兴奋，更不要生气、争吵、恼怒。

最后，别忘记原有疾病的治疗。如患有高血压、糖尿病、动脉硬化、冠心病等，即使症状不明显，也不能掉以轻心，节日期间不可间断治疗。

## 缺什么，别缺觉

剥夺睡眠就是剥夺健康，增加体重就是增加危险。过节时，人们吃喝，烟酒，聚会，搓麻，追求刺激，放纵欲望，通宵达旦，乐此不疲，首先侵占的是生命的基础——睡眠。人只有在睡眠时，机体的细胞才能进行结构修复和能量储存，以恢复正常功能。失去了睡眠，就是失去了健康，细胞就亚健康，人体就亚健康。没有一个睡眠不足的人会成为身心健康的人。儿童缺乏睡眠会使夜间生长激素分泌减少，影响骨骼和肌肉的生长发育。

越来越多的证据表明，缺乏睡眠还与人的糖尿病、心脏病高发有关。上世纪 50 年代前苏联进行一项动物实验：用电刺激使年幼猕猴夜间难以入睡，它会出现烦躁、脱毛、消化不良、神经官能症等症状，这只小猴子在 4 岁时就猝死，尸检证明为急性心肌梗死。今年 3 月 29 日英国《泰晤士报》有文章说：睡眠不足严重影响儿童学业，睡眠充足的学童中约有 4/5 的学业成绩为 A 和 B，而睡眠较少的学生获得较低分数的可能性较大。国家卫生研究院全国睡眠失调研究中心指出，儿童和青少年每天至少应睡9个小时。学龄前儿童需睡10～12小时，成人应睡8小时。在英国几乎2/3的儿童睡眠不足，这使他们变得多动和烦躁，而且常在课堂上打盹。

成人缺觉危害更大，整夜娱乐，乐极生悲，实际上就是透支健康，提前死亡。去年，一位24岁的韩国男子连续上网80小时，突然死于肺栓塞。缺觉可以造成人体数十种症状和痛苦，诱发许多严重疾病。美国国家公路交通安全管理局估计，美国每年有10万余次交通事故与司机睡眠不足有关，其危害不亚于酒后开车。

## 多什么，别多吃

从公共卫生学的观点看，缺觉的另一大危害是使人多食，多食使人体重增加，形成苹果型肥胖和胰岛素抵抗，可进一步使糖尿病、脂肪肝、冠心病、脑卒中的发病率和病死率增加。美国一个大学教授发现，健康的年轻男子在连续两天熬夜后（每晚睡4小时），他们血中的瘦素水平下降18%，而胃饥饿素水平上升28%，结果是食欲大增，进食增多。睡眠越少，身体越胖；腰带越长，寿命越短。因此，过节一定别过累，别过食，身体放松但行为别放纵，不要让醉酒、冠心病、急性胃肠炎、胰腺炎破坏了节日的祥和。古人有言：“起居有时，饮食有节，作息有序，适者有寿。”

## 入席少饮酒

酒是一把双刃剑，特别是那些男人，平时有泪不轻弹，有话不爱说，几杯酒下肚，几分钟前还是陌生人，转眼就能称兄道弟，吆五喝六了。过节时，亲朋相聚，推杯换盏，“酒逢知己千杯少”，平时的谦谦君子这时也要“一醉方休”。结果“感情深，一口闷；感情铁，喝出血”，很容易从“君子”“孔雀”坐直通车直达“狮子”“猴子”阶段。举止失态，行为粗鲁，“酒杯一干，政策放宽”，甚至到“蠢猪”阶段，语无伦次，东歪西倒，呕吐昏睡，把欢乐的节日气氛破坏殆尽，实在是得不偿失。

但少量喝酒对身体确实有益，而且在节日，在传统文化中，酒又是友情和亲情的媒介。实在没办法不喝酒时，可以适当喝一点红酒或啤酒。但千万记得别过量，过量喝酒，一伤身体，二损形象，三伤感情，有百害而无一利。

## 闲来多品茶

饮茶就完全不同了，茶是真君子，“寒夜客来茶当酒”，饮茶需要有一种幽静的环境和悠闲的气氛。一杯在手，清香满室，清汤绿叶，栩栩如生。闻香观色，融诗情画意于一杯，给人一种清新淡定、心旷神怡的感觉。茶叶中的咖啡因能兴奋大脑皮层（50～200 毫克即起作用，每杯茶约含 100 毫克），使人精神兴奋，思维活跃，消除疲乏。

茶能使人保持清醒的理智，敏捷的思维和自控能力，使人睿智而更有风度，与酒后大脑皮层抑制，皮层下中枢兴奋性释放而致自控力下降、行为失常、粗鲁无礼有本质区别。因此，当一个人心情抑郁苦闷时，不该“举杯消愁愁更愁”，而应当通过品茗的“正、清、和、静”的内心自省，亲人友人的促膝谈心和心灵交流来改善和疏解。过节品茶传承了我国南方绍兴一带“吃茶讲理”的淳朴民风，也是构建良好社会风气的一种方法。

## 警惕“卫生间事件”

寒冷季节里，卫生间发生脑卒中的人也增多。一般家庭中的取暖，重点在厅房和卧室，卫生间的取暖往往被忽视。所以在卫生间里常常会受到寒冷的刺激，血压急剧上升，导致脑卒中发生。

## 屏气用力危险大

人在排便时屏住呼吸用力，血压急剧波动，可能使血压急剧上升。强烈屏气，会使心脑血管事件增加，甚至让人猝死在厕所里。老年人常常大便干燥，这时千万不可过度用力屏气。有位老人猝死在厕所，医生解读他随身带着的动态心电图记录仪时发现，他入厕所时心律整齐，72 次/分。在他第一次屏气时，心率降到 42 次/分。当时他感到头晕，就放松屏气，马上心率又恢复到 70 次/分。当他再度屏气，心率又降至 40 次/分，很快就变成 30 次/分的室性自搏，随后就心脏停搏猝死。

老年人猝死厕所并不少见，便秘者一定要小心。大家知道，著名京剧表演艺术家梅兰芳，心肌梗死第八天，大便后猝死，死在北京阜外医院。胡耀邦同志，心肌梗死，也是第八天大便后猝死在医院的洗手间。很多中老年朋友大便时一使劲，心脑血管就硬化，造成生命危险。

## 憋尿血压猛上升

有个动物实验，从尿道向动物的膀胱中注入生理盐水，使膀胱充盈，膀胱壁处于紧张状态，同时监测动物的血压，结果血压迅速上升。这是因为膀胱壁张力增高后，膀胱反射性引起血压升高。

排尿时产生的意识丧失大都是排尿过程中出现的低血压所致。这种现象几乎都发生在男性身上，女性几乎没有。因为女性排尿都是下蹲姿势，而且女性膀胱壁对张力增加的反应不像男性那么敏感。

排尿时血压波动多数发生在夜间。因为人在夜间一般都要把尿憋到最大限度，容易引起膀胱反射。特别到了冬季，天寒地冻，不到万不得已，谁也不愿起来排尿，结果就使卫生间事件增多。

## 小心应付低血压

一些男性或者身体状况不佳，或者因为药物副作用，排尿时常出现应激性反应低血压，在排尿时或排尿后头晕、意识减弱、意识丧失，甚至摔倒，症状与轻度脑卒中或心跳过缓引起脑供血不足相似。因为排尿性低血压的摔倒多是在无意识状态下发生的，当事人一般难免会受伤，一些老年人甚至出现骨折、脑外伤出血，因此本人及家属都要注意预防。上厕所时尽量有人陪同，或当事人小便时能够保持清醒。

排便时不要着急，要集中精力，精神放松，慢慢地进行，老年人应该预防便秘，一旦便秘要及时治疗。要尽可能地做到卫生间保暖或在卧室使用尿壶来回避寒冷的卫生间。

为了减少夜间的尿量，晚餐过后，特别是睡前 1 小时之内，要减少饮水量。另外，务必保持卧室温暖。卧室过于寒冷，或卧具不合适，被子小或薄，褥子太薄，都会使人越睡越冷。人受到冷的刺激后，脑垂体分泌的抗利尿激素减少，尿量增加。所以睡觉时环境温暖也是预防卫生间事件的一个手段。

另外，可以安装坐式便器，增加扶手，让行动不便的人使用尿壶。

若是由于药物副作用引起排尿性低血压，应立即请大夫更换药物。

## 大便通畅癌症少

中老年人保持每天大便通畅，可减少癌症和心血管疾病的发生。美国做了一个研究，发现美国人食物比较精细，两天一次大便，有人三天一次大便。而非洲人呢，粗茶淡饭，一天两次大便，有人一天三次。结果美国人得乳腺癌、结肠癌、直肠癌的是非洲人的四倍到六倍。为什么呢？这就是因为大便在肠道里淤积，毒素增多，癌症就相应增多。因此，通大便非常重要。

那怎么才能通便呢？最好的办法就是吃燕麦。

## 浴室里的危险因素

### 沐浴与高血压

日本曾经有过高血压患者死于沐浴的报道，但欧美国家却几乎没有。高血压患者沐浴是不是真有危险呢？其实沐浴本身并没有危险。危险主要来自一些不适当的沐浴方式。譬如浴缸的式样和大小、浴室的温度和水的温度，都会对血压波动产生影响。

如果浴缸小而深（浴缸长度小于 1 米），水对心脏的压力就大，血压就会上升。浴室的温度与居室的温度相同或接近时，人来回走动就不会觉得寒冷，血压就平稳。中国人绝大多数是使用淋浴沐浴，浴缸的问题较少遇到，但浴室温度普遍偏低，而且与居室的温度相差较大，容易引起血压波动，导致心脑血管事件发生。

### 洗澡水温度要适中

洗澡水对皮肤过热或过冷的刺激，都会导致血压升高。

洗澡水的温度多少才合适呢？一般认为42℃以下都是可以的，超过42℃后，易患脑溢血，因为人的皮肤受到刺激，造成血压波动。研究表明，这时候体内凝血功能下降，还可能伴有出血现象。当走出浴室遇到寒冷的刺激，血管收缩，引起血压上升，血压波动引发并发症的几率也增多。

浴室的温度冬季和夏季应该有些不同。冬季寒冷，浴室温度要维持在20℃左右，这样进入浴室才不会觉得寒冷。水的温度应该不烫也不冷，在37～38℃就可以，最合适的温度在39～40℃左右。夏季的气温高，浴室的温度多在25℃以上，如果水的温度过高，可使人出现脱水现象。最合适的水温与体温接近，在36～38℃左右。还要注意浴室的通风，防止疾病的发生。

## 急性猝死的"定时炸弹"

### 不要引爆"定时炸弹"

猝死病人大多数都是有明确"引爆"因素的，其中以过度疲劳、情绪激动、精神压力、酗酒、饱餐、剧烈运动、寒冷、豪饮冰冷饮料等最为致命。在临床上，将近 75%的猝死都有一定的诱因，将近 1/3 的猝死者在发病前两天内有胸痛、胸闷、心慌、极度疲劳等症状。因此，及早发现，及早就诊，适当休息，可以部分预防猝死的发生。

大量流行病学的调查发现，猝死的基本病理病变即“定时炸弹”固然重要，但更重要的是诱发因素，即“引爆”更为关键。

世上没有无缘无故的爱，也没有无缘无故的恨。同样，世上也没有无缘无故的猝死。猝死通常都是在原有心脏病的基础上由一些诱因促发而成，是瓜熟蒂落的结果。

如果没有炸弹，当然安全。但在军火库，有很多炸弹，而管理严格，就不会爆炸。然而如果只有一枚炸弹，但不小心着火，立即会引发大爆炸。这就解释了为什么在冠心病低发人群或青少年中猝死少，也即炸弹少；而在 70 岁以上的老年人中，虽然他们动脉硬化斑块很多，但猝死也少，也即炸弹多，爆炸却少。为什么呢？因为他们会自己保养自己；而中年人，动脉已有一定数量的斑块，由于工作紧张、压力大、烟酒过度不重保养，结果一个个爆炸，成为猝死高发人群。

这里要特别提一下的就是要谨防两个“死亡三联征”。

## 死亡三联征：冬天、凌晨、扫雪

各国每年发生猝死最多的日子大多是在冬天下雪的第二天上午。为什么呢？血压的升高是遗传基因与外界环境因素相互作用而导致的。外界环境会导致人体神经、体液方面发生一系列的适应性改变。

季节会影响血压的变动，老年人更是如此。夏季血压会轻度降低，冬季血压明显升高，一般冬季血压要比夏季高 12（收缩压）/6（舒张压）毫米汞柱。这主要是由于气候的影响。夏季皮肤血管扩张，冬季皮肤血管收缩。有证据表明气温每降低 1℃，收缩压将升高 1.3 毫米汞柱，舒张压升高 0.6 毫米汞柱。冬天温度下降，人体内的肾上腺素水平升高，体表血管就会收缩，以减少热量的散发，同时肾上腺素又能使心率加快、心输出量增加，这样几方面就会导致血压的升高。夏天外界环境炎热，体表血管舒张，阻力下降，血流增加，同时也由于夏天出汗、血容量下降等原因使得血压发生下降。因此，有些高血压患者常会因寒冷、刺激导致血压急剧上升而发生脑卒中。

清晨，日出东方，人的交感神经兴奋性即开始升高，血压上升，心率加快，血中肾上腺皮质激素和去甲肾上腺素浓度开始上升，代谢加快，血小板活性增强，血黏度上升。这一切变化都是为了适应生存和劳动工作的需要，同时也增加了心血管系统的负担，使冠状动脉压力和应切力增加，易使粥状斑块破裂。斑块破裂后，使胶原及内膜下基质暴露，血栓形成而堵塞冠状动脉导致心肌梗死。短暂的心肌缺血可以诱发心律失常，严重者导致猝死。早上 6 点至 10 点左右是全天最危险的时刻，故国外有学者把这段时间称为“魔鬼时间”。

不少学者从大量的临床观察发现，心肌梗死发生的时间有一定的规律性，一年当中，以冬春寒冷季节发病率最高；一周当中，以周日、周一发病率最高；而一天当中，则以上午 6 点到 10 点之间发病率最高。因此，人们要顺应生物钟，生活作息时间要有规律，特别是老年人，人越老，生物钟节律越固定，顺应性越差。我们见到一些自认为健康的老年人，不服老，时间安排紧张如同年轻人，出差、讲学、旅游，劳累猝发心肌梗死；而一些体弱多病者，反而会颐养天年。

## 死亡三联征：饱餐、酗酒、激动

饱餐、酗酒、激动这三个方面本身都是猝死诱因，一旦联合在一起，则危险性大大增加，就成为常见的猝死诱因。冠心病猝死是危害老年人生命的严重疾病。有些人平时毫无症状，更从未诊断过冠心病，但可能突然发病以致猝死，尸检证实为冠心病。这种冠心病以猝死为其首发症状，很难预防。据美国有关资料，猝死占冠心病死亡的13%。

在已知冠心病的患者中，猝死于医院外者占总死亡数的60%左右，预防猝死已成为临床医学的一大课题。

同是冠心病人，有的会善待自己，养颐之福，可得永年，有的却朝发夕死或瞬间死亡。这是为什么呢？

研究指出，最危险的是两个“死亡三联征”，其中之一是“饱餐、酗酒、激动”，这组三联征最常发生在节日、聚会、宴会上，这三种因素都能独自增加心脏负担，增加耗氧，如果合并存在，其合力作用则更可怕。一位老人在宴会举杯祝词，谈笑间杯落人倒，瞬间死亡。这组三联征也是节日期间心脑血管病、消化系统病意外伤害高发的主要原因。

我们分析北京市200多例心性猝死病例，发现一半病例发病前24小时内有情绪波动，25%死前半小时内有心情激动，18%的病人死亡发生在30秒钟之内，未留下一句遗言。

此外，豪饮冰啤，误了百年之身也是活生生的教训。一位青年下班路过酒店，豪饮冰啤一升半，半小时后胸部剧痛，大汗淋漓，诊断为急性下壁心肌梗死，虽抢救存活，也遗恨终身。从解剖学上说，食道紧贴在心脏后面，胃底在心脏下面，大量饮用冰凉饮料，诱使心脏冠状动脉痉挛，促使心肌梗死发生。

其实，大多情况下，猝死是可以避免的。因为，健康是争取出来的，建设出来的，培养出来的，保卫出来的。从根本上说，健康的生活方式与健康心态是百岁健康人生的钥匙，而钥匙就在你手中。

## 三个“半小时”，健康有活力

每天早上起来运动半小时，打打太极拳，跑跑步，或者别的运动，但要因人而异，运动适量。

其次，在午休时睡上半小时，这是人体生物钟的需要。中午睡上半小时，下午上班，精力特别充沛。午睡很重要，只要每天坚持午睡半小时，冠心病的病死率就会减少 30％。因为午睡这段时间，血压处于一天中的低谷，心脏也因而得到保护。

所以大家要记住，千万不要连续工作过长时间，一定要留一点休息的时间。曾经有一位副主任医师，为了参加一个国家级的会议赶几篇文章，忙得不得了，因为过分紧张，过分劳累，心脏病突发，结果趴在办公桌上死了，才 42 岁，非常可惜。再忙，也要该活动的时候活动，该休息的时候休息。

三是晚上步行半小时，通过运动可使晚上睡得香，可减少心肌梗死、高血压的发病率。

## 清晨的健康警告

### 发病高峰在清晨

研究发现，在清晨这个时间段，心脑血管病发病率最高，比其他的时间要高出50%，所以有些外国专家把清晨叫做魔鬼时间。就是说，对于心脑血管患者来说，死神容易在这个时间段找上门来。

这是一种规律性现象。什么规律呢？就是人体的一个生物钟、一个节律。人体的生理心理变化跟外界的环境、日出日落、白天黑夜有关系。每当旭日初升的时候，交感神经一兴奋，心跳加快，血压也上升，心肌耗氧量就增多。因为我们白天要干活、要工作，所以只要太阳起来，心肌耗氧就多了；太阳下山，慢慢就减少了。另外，像周末和星期一这几天心肌耗氧也多，因为生活不规律了，暴饮暴食、活动多、熬夜，星期一又要上班了。还有就是一年四季中，冬天温度很冷，血管收缩，血压升高，脑出血就多；夏天酷暑的时候很热，出汗很多，血液浓缩，血黏度高，脑血栓和急性心肌梗死也会增多。尤其是夏初天气突然变热，机体一时未能充分适应，更容易发生意外。

一天当中，血压一般到上午 10 点、11 点左右到了高峰；到 12 点吃饭、休息，一会儿血压就下来；到晚上 6 点到 8 点回家事多，又是一个小高峰；到夜里 10 点、12 点以后、2 点处在最低。人的整体功能最佳状态都是下午，在三四点、四五点时最活跃，所以国外很多重要会议都在下午开。

此外，我们一夜没有喝水了，但是夜间呼吸、出汗和泌尿也在丢失水分，一夜 8 小时大约失水 600～700 毫升，因此血液黏度在夜里越来越高，在天亮的时候达到了最高的程度。因此早上醒来的第一件事，应当是喝一杯凉开水，空腹时喝水 10 分钟就被人吸收了，血黏度随之下降。总之，人体的生物节律在每天、每周、每年的一定时段都有一定的周期性波动，与健康有很大关系，这是一种天人相应现象。

## 不良情绪危险大

人的心情跟耗氧也是直接相关的。比如一个人在安静的时候，什么也不想、不动，耗氧假设是一，那么一吃饭、一走路，那耗氧量就是两倍三倍地增加上去了。心情在平静情况下，耗氧量还可以，但如果在焦躁的情况下，即使什么事都不干，只是着急、紧张，人体代谢立刻就旺盛了，那么耗氧量就会很快上升。上升到什么程度呢？假如现在体温是 36.5℃，着急一会儿就是 37.5℃，再一着急能到 38℃以上。因此，早上起来本来就兴奋，再加上一着急，更容易犯病。

临床经验表明，很多心脏病人早上起来上班，一出门走路马上心绞痛，尤其在冬天的早晨，刚刚好好的，一下楼马上就犯病。这其中就常有不良情绪在作怪。

人们常说前 30 年睡不醒，后 30 年睡不着。有些人，晚上睡不着，好不容易熬到早上睡着，这时候又要起来了，心情很烦躁。如果是女同志，她还得想我要穿什么样的衣服更加漂亮；男同志还得想要送孩子，开车走哪条路线好些，所以容易焦躁。因此有些人起床很快，起来就走，早饭也来不及吃，于是心跳加快，血压升高，更加重了心脏的负担。早上一旦出现紧张、焦躁这些不良情绪，就会诱发心脑血管疾病。

## 清晨不适感被忽视

许多人总认为自己身体好，不少人早上起来，有时觉得很难受，却没把它当回事。这样的例子在临床很多。不少病人在疾病暴发之前，根本不知道自己有心脏病。比如有一个病人，早上起来感觉有点难受，他以为挺一挺就过去了，就开车上路了。开了将近半个多小时，感觉更难受了，胸闷，浑身出冷汗，没劲。他把车停在旁边，躺在后座休息将近一刻钟，觉得身体还是不舒服，憋得慌，就勉强把车开回家。到家以后发现还是不行，胸口疼，疼得不行，这才想起上医院。结果开车到医院，就心脏骤停了，立刻进行抢救。事后他才知道，自己得的是急性心肌梗死，病情十分严重。现在他一谈起这个病，还感到有点后怕。他说以前就是感觉胸闷，胸疼，平时也没怎么注意，觉得只是一点小毛病，而自己身体素质挺好，没想到会这么严重。

其实像他这种情况的人并不在少数。有人只是偶然觉得活动后或饱餐后胸部闷痛不适，出气有点费劲，但几分钟就过去了。有人觉得身体壮，难受、胸闷不算回事，有点小毛病一扛就过去了，却不知不觉酿成了大祸。

而且早上似乎给人一种错觉，觉得浑身有一点不对劲，可能是因为睡得不好，或者是起床太猛，往往就忽略这种不适的感觉。

清晨的不适感一定要重视。晚上睡了一宿，清晨毛细血管处于比较闭塞的状态，一活动就会有很多不适应，感到腰疼、腿疼，这时慢慢活动开了就好了。中年人尤其是男性要注意早上这段时间有没有胸闷胸痛、感觉难受，是不是一休息就见好。如果有这种情况，不论休息后是否好转，最好都要上医院检查一下。

## 注意“三个半分钟”

对付心脑血管疾病，关键是把好三关。第一关，别让它得病；第二关，有了病也没关系，别让它发病；第三关，发病也没关系，别耽误治疗。这三关把住了那就很安全了。

心脑血管疾病的得病因素有 9 条，家族史、高血压、高血脂、糖尿病、吸烟、肥胖、缺乏运动、精神紧张、过量喝酒，90％的心肌梗死都可以用这 9 项因素来预测。如果能注意这些，基本上可以减少一半以上的发病概率。

得了病以后没关系，不要让它突然发病，即突然心梗、猝死或脑溢血。即使有心口疼，若注意好好保养，一样可以平安高寿 90 多岁；若不注意保养，看似健康的中年人，常常也会猝死。

不发病有几条办法，一个是“三个半分钟”，这个很重要。

三个半分钟，就是你早上醒过来以后，不要马上起床，而是要有步骤地分三步起床。如果你噌的一下就起来，马上就体位性低血压，血压一低，就会出现晕倒、心肌供血不足、心绞痛发作、心肌梗死等意外。因此，不妨按照下面三个步骤进行。

第一步，起床以后躺在床上半分钟。因为你躺着的时候，血液循环是比较慢的，而且血液的有形成分都留在你的血管壁，这时候血液黏稠度也高。如果我们刚醒来，先在床上躺一下，伸伸懒腰，使血液慢慢流动，就能减少很多意外的发生。

第二步，坐起来靠在床头半分钟，这个半坐的体位使心脏和血管的负担开始加重，因为头在上面位置，但是腿还是平的。这是一个适应过程，预热的过程。

第三步，把腿下垂，再等半分钟。这是再一次预热，使心跳加快，改善脑供血状况。

现实生活当中很多人都有一个习惯，就是用闹钟把自己叫起来。这个闹钟一响，有时还不在枕边，就一下起来给关掉了。这个动作极危险，因为严格说来就没有遵循这个三步走。我们收过好些病人，就因为这样的动作，一翻身赶紧起床，眩晕，天旋地转，有的眼睛发黑，当时就摔了。某医院有一个副主任医师，他值夜班，护士叫他说有事，赶快起来，他噌的一下就起来了，走得太猛，刚走到门口当即摔下了，头颅着地，结果颅内出血成了植物人。

“三个半分钟”不单是针对老年人，对年轻人也一样。有一个20多岁女同志，也是因为急着起来，赶紧去关闹钟，结果刚刚到旁边眼睛一黑就摔倒了，两颗门牙摔断了，口唇全裂了。其实慢一点有什么要紧，闹钟响就让它响一会。

“三个半分钟”非常重要，不用花一分钱，可以减少很多不必要的心脏猝死、心绞痛、脑出血。如果做到了这“三个半分钟”，然后再去刷牙、洗脸，或者再去蹲厕所，那就安全了许多，好得多。美国有个统计，说美国65岁以上的老年人非自然死亡，其中有2/3就是因为摔跤引起的。而引起摔跤的第一个因素，就是体位变化太快，这点非常重要。

## 有了症状不硬扛

对于心脑血管来说，发病也没关系，就是千万别耽误。也就是说，如果真的有症状了，就应该及时到医院看病。我们这样的教训很多，也让人痛心。有一个银行行长，在夜里两点钟胸骨后非常不舒服，但说不清楚，好像是憋气、呼气困难。这时他想和夫人说说，又想到夫人一天到晚很忙，不好意思去叫醒她。后来要打电话叫单位的车送他上医院，又觉得人家司机挺累的，不好意思去叫。一直到了凌晨 7 点钟，才把夫人叫醒，说很难受。等司机再来送到我们医院的时候，已经上午 9 点钟了，再一看已经是心肌梗死出现了。所以，如果真正出现典型的心绞痛时，到达医院的时间是越早越好，原则上在 6 小时之内就好。

发病以后不延误，非常重要。实际上就是注意三件事，第一件事就是不要再动了，就地卧倒，你别再动，别紧张，越紧张耗氧越多，越动耗氧越多，所以不要动，就地卧倒，不紧张。第二件事，如果你身边有硝酸甘油，就含在舌头下面；如果有阿司匹林，嚼碎了，服 100～300 毫克，这很管用。第三件事一定记住，千万别自己去找医生，一定让别人去找医生来救你。如果你自己去找医生，上楼下楼，很危险。曾经有一个病人，他去的那个医院很怪，在五楼做心电图。病人到那以后说很难受，医生说那你自己去做心电图吧。他坚持爬上五楼，结果心肌梗死面积越来越扩大，最后形成室壁瘤，造成严重心功能不全。另一位病人，胸痛后，不知道是急性心肌梗死，勉力步行回家休息，街坊大家热情相伴，结果到家后心跳就停止了。

## 时间就是心肌，时间就是生命

还有一个很有名的医生，他本人知道难受，应该去看病。本来按他的级别打个电话，单位就派车了。但他觉得好像这么麻烦人不好意思，咱们自己去，不要有这个架子，自己坚持走。到医院挂上号以后，在看病当中心跳骤停。如果他发病不动，让家人，让任何人，打120也好，别的车来接他去医院也好，都非常安全。

时间就是心肌，时间就是生命。上世纪80年代一项研究表明，外国人得病上医院就很快，而我们就很慢。什么道理呢？后来发现其实北京交通挺好，急救车去也挺快，但是他得病以后，琢磨我是病吗，我要不要上医院呢，挺一挺行不行？喝点水，找找家属，问问亲属，你看我该不该上医院，绕一圈，这个耽误的时间占88%；急救车到了你家再送到医院，占的时间只有12%。也就是说病人所耽误的全部时间里面，12%是交通时间，88%是自己耽误的。如果把这个88%缩短了，有病赶快打120或者找医院，赶紧喝点水，吃点药，一动不动，安安静静，那个预后就能大幅度下降。

在很多因为延误导致了严重后果的案例里面，有一个共同特点，就是他们太考虑别人的情感和自己的情感体验，就是不想打扰别人，而不相信自己的判断。有的病人明明知道自己情况严重，但他还是选择了走路、骑车，这就延误了宝贵的时间。这个时候就不要考虑太多情面的问题了。我们知道，心肌梗死后，心壁细胞坏死得很快，时间是非常宝贵的。从出现症状后立即到医院，3 小时之内打上溶栓药，那效果就有百分之七八十；拖到 6 小时，就只有百分之四五十、五六十了；到 6 小时以上，只有 1/3 有效了；到了 12 小时以后就无效了。因此这个时候，每一分钟都是宝贵的，每一分钟都不能拖。

除了病人自己高度警觉以外，现在很多医院都设有绿色通道，心脑血管疾病发作时，患者可以不用再排队、挂号、分诊，而由胸痛门诊直接送到病房式导管室，这样就为病人赢得了很多宝贵的时间。有了病人的高度警觉，社区预防，医院绿色通道，这三关一把住，心脑血管疾病也没有什么可怕的。

# 秋风红叶话秋补

## 一叶知秋，未雨绸缪

天高云淡，金风送爽，月明风清，桂花飘香。十月的秋风把原野吹得万山红遍，层林尽染，一派色彩斑斓的丰收景象。重阳节前后，人们登高望远，遍插茱萸，饮菊花酒，吃桂花糕，正是享受秋色的大好时光。

但此后，与春夏阳气上升不同，随着日照时间的缩短，阴气渐增，秋显出了自己的特色。秋，带有几分肃杀，“萧瑟秋风今又是”；又有几分悲凉，“万里悲秋常作客”；还有几分忧郁，“秋风秋雨愁煞人”。

古人造字真为精彩绝伦，把“秋”字加上“心”变成“愁”字，意指秋天的心情常有“愁”的滋味，事实正是这样，这与不久前美国哈佛大学医学院提出的秋天光照的减少与季节性情感抑郁症有关，并可用人造日光给予治疗的结论不谋而合，几乎如出一辙，不同的是中国人的发现要早4000年左右。

## 人体生理与廿四节气

春夏秋冬，四时交替。古人根据太阳在黄道上的位置，将全年分为二十四个节气，表明气候、物候、人体生理的变化规律，用以指导农事生产和养生保健，至今仍有重要实用意义，是我国古代杰出的科学成就之一。

秋季六个节气是立秋、处暑、白露、秋分、寒露、霜降。表示气候由热转凉进入“阳消阴长”过渡期，位置也从处于太阳黄经的135度逐渐转至225度，气温也由“立秋”时秋高气爽转至“霜降”时最低气温0℃左右，即“露凝结为霜而下降”。古人认为“霜者丧也，阴气所凝，其气惨毒，物皆丧也”，所以又将丧夫的妇女称为遗孀。

从现代医学角度看，秋季及初冬的气候特点是：光照减少，日短夜长，仅9月份，光照就减少75分钟；气温下降，温差增大，北京地区日夜温差达11～15℃；空气干燥，湿度偏低，湿度仅30%左右。自然的变化使人体也发生相应变化：万物凋零，秋风肃杀，让人徒生悲凉、抑郁之感；气温下降，四肢尤其足部远端毛细血管收缩，皮肤温度下降；血压升高，血黏度增高，代谢增高，心脏耗氧增多，易促发心脑血管疾病；气温下降及空气干燥会降低呼吸道黏膜抵抗力，细小支气管阻力增加，黏膜纤毛运动减少，使感冒、支气管炎、哮喘增多；同时腹部及背部受寒也会诱使胃炎、溃疡发作。

总之，人体机能相应发生全面变化：血管收缩，血压上升，血黏度增高，代谢加快，能量增多。机体需要补充更多食物和能量，以提高耐寒和抗病能力。在动物界，动物贮存食物，进食增多，体毛变细变密，长秋膘，都是为了过冬做准备。古人说“春夏养阳，秋冬养阴”，就是告诉人们，一叶知秋，要早做准备，及早“养阴”。

## 营养补充，增强免疫力

人体在外界气温为21～23℃时，感觉最舒适，四肢温暖。秋冬气温下降后，为维持体温，一方面使四肢小血管收缩，减少散热，一方面增高体内代谢率，增加产热，因此需要更多食物和热量供给。多吃什么呢？米面、肉蛋，还是果蔬？生理学研究表明：蛋白质有一种“特殊热动力效应”，即摄入蛋白质后，有30%～40%的热量要消耗放出，而糖类为4%～5%，脂肪为5%～6%。简单说来，就是吃肉后，身体会觉得暖和，不怕冷，尤其在餐后的3～4小时及10小时左右最明显。同时，吃肉会使酪氨酸转化成肾上腺素、去甲肾上腺素和多巴胺，人觉得精神、兴奋、有气力。当然，秋补的营养应当是七种营养素全面均衡才能提高体质、体能及免疫力。我国神舟6号飞船航天员的食谱中每天有3次牛奶，早晚为牛奶，中午是酸奶（可以改善肠道菌群状态，帮助消化，又不因晚间饮用而伤害牙齿），是十分科学合理的。

## “秋冻”适应，提高耐寒力

同样的寒冷天气，人体的反应大不一样。有人严冬冬泳，精神振奋，面色红润。有人稍一吹风，感冒肺炎。爱斯基摩人在皑皑白雪中，以冰块筑屋，其乐融融，而前几年一次寒流袭击南亚印巴等国，气温降至5℃时，竟有许多人被冻死。其原因是人体的耐寒力不同。

耐寒力分“冷适应”与“冷习服”。前者约需2～4周时间，后者需几代人。俗话说：“若要身体安，三分饥和寒。”“春捂秋冻”即是聪明的古人从实践中总结出来的科学的冷适应。

2000多年前，《黄帝内经·素问》指出：“四时阴阳者，万物之根本。”“圣人春夏养阳、秋冬养阴，以从其根。”并提倡要“早卧早起，与鸡俱兴”。在晚秋“月落乌啼霜满天”时，不忙添衣，顺应“秋天阴精内蓄阳气内收”的养生需要。从现代医学讲，就是通过“冷适应”使机体从大脑皮层到交感、副交感神经，代谢内分泌系统充分调动起来，协调起来，和谐运行，不仅产热增多，散热减少，而且免疫力增强，代偿力增强。具体来说，冷空气使鼻、咽、口腔黏膜毛细血管收缩，气管黏膜纤毛运动减弱，抵抗力下降，很容易感染细菌病毒，但冷适应后，这种应激反应减弱或不明显。一旦真正着凉，也可用热水泡手、脚、面部，吃热汤面或中药，使鼻咽部的毛细血管扩张，改善血循环。保持口腔清洁是防止秋冬上呼吸道感染的一大关键。

研究表明：白天很少发生上呼吸道感染，因为进食饮水及每天 1500 毫升的唾液使咽部细菌无法繁殖，但夜间 8 小时睡眠期正是细菌繁殖的大好时机，所以睡前彻底清洁口腔，给残留细菌一次“打击”，在此后 6 小时内细菌不会繁殖。6 小时后，人又清醒了。对儿童的研究表明，简简单单的睡前彻底刷牙可使儿童咽炎、扁桃腺炎减少 70％～80％之多。在广东及海南，心血管病防治区儿童风湿热、风心病一级预防研究中，取得了极为显著的成效。

归根到底，不论秋补冬补，最关键还是心补。多晒太阳，多到户外活动，有阳光的抚慰，有自然的熏陶，会心胸开阔，志存高远。有了阳光的心态，就会有阳光的表情、阳光的世界和阳光的未来。

# 健康家庭有“三补”

## 话聊聊出好心情

家庭也有生命，生命需要补品的滋养才能健康。家庭健康有“三宝”：话聊、牵手、爱窝。

第一宝是话聊。话聊是谈心、交流和沟通。话聊不光是用嘴说话，实际上是在用“心”交流，用“情”沟通，有心，有情，才能有好心情。一聊双方误解消，二聊大家心情好。国事家事天下事，柴米油盐酱醋茶，生活趣闻，花前月下，都能促进了解、磨合、包容和共鸣。话聊的威力很大，几乎家中一切矛盾、隔阂、误解、猜疑都可消除，可以使家庭成员亲密无间，产生巨大的幸福感。

话聊是家庭关系最大的宝贝。没有话聊，什么家庭都不行。中国式离婚，就是缺少心平气和的、很细腻的话聊。最近美国总统保健医生给美国总统小布什开了三条健康处方，条条都是话聊。

夫妻间经常沟通交流很重要。如果一对夫妻一天到晚难得说上几句话，那家就真成了饭店、宾馆。有的一方在外面活跃又健谈，被大家封为幽默高手，可一回到家就成了哑巴。观察发现，这样“里外不一”的现象不少。久而久之夫妻双方感情逐渐淡薄，矛盾逐渐增加，甚至感情外移，成了婚姻不稳定的一大因素。

其实夫妻间有很多话题可谈，从国家大事、工作学习，到孩子、趣闻，甚至看一本书、一部电视剧都能成为交流的话题；家庭矛盾不可避免，有了矛盾心平气和地谈谈，误会、怨气也会烟消云散，就不会到不可收拾的地步。

前两年热播的电视剧《激情燃烧的岁月》中的石光荣和褚琴，他们在生活的道路上，磕磕绊绊，争吵着一路走了过来，其人物的刻画和心理描写的真实感受，引起社会的极大共鸣。的确，现实生活中许许多多的夫妻都是在这样那样的争吵中、磨合中、碰撞中过来的。每个家庭都有矛盾，经历、个人利益都不相同，人都有差异，但毕竟是共同点多。

不论是男人还是女人，每天都应该让自己整整齐齐有精神，不能以为结婚以后就不讲究家庭审美，男人不刮胡子，女人邋里邋遢。同时两个人要相互沟通，不能回到家里你玩电脑，她看电视，思想上不交流。很多夫妻就是因为不交流才产生的矛盾，矛盾多，误解就多，理解和宽容则很难形成。夫妻每天晚上面带微笑，共同散步，同时话聊，不仅能增进相互之间的了解，还能使问题在话聊中得到很好的解决。

## 夫妻手牵手，幸福共长久

第二宝是牵手。肌肤的接触能产生明显的心理和生理效应，不仅成人的感情需要皮肤接触，儿童和婴儿也有明显的“皮肤饥渴”，轻揉和按摩对他们的身心健康有巨大益处。有些地方把夫妻形容为“牵手”，真是一语中的。许许多多的烦琐一经牵手都烟消云散了。

我们发现一个现象，“海归”的夫妇或者是外国夫妇散步时会手牵手，而我们国内呢，大多数夫妻散步时都相距半米到一米，有的男的在前边走，女的在后边跟着。其实，我们应该提倡牵手。你看时任美国总统的小布什和夫人外出时总是手牵手的。因此“早起出门牵牵手，身心愉快向前走；晚上回家牵牵手，一天劳累无忧愁”。但是千万不要牵错手，牵着小蜜的手，心儿就颤抖；牵着情人的手，血压往上走。这样动脉硬化会加快，寿命会缩短。

夫妻牵手走路可以一举三得：第一，走路是最好的运动。走路可以使脂肪减少，肌肉增加，体形优美，精力充沛。而且走路可以使糖尿病的发病率降低。第二，走路时，夫妻的谈话可以增进感情。第三，走路时手牵手肌肤相亲。科学研究表明，肌肤相亲会使牵手者产生心灵感应，通过生物电传导，夫妻双方体内释放内啡肽。内啡肽一多，免疫力就提高。

## 性爱是夫妻间第一等补品

第三宝是爱窝。甜蜜的爱窝从社会学、生理学、心理学上讲都是家庭健康的重要法宝。

科学、健康、艺术的性生活是家庭的、生理的、心理的、伦理的滋补品，能使双方身体健康，心情愉快，心灵净化，人格升华。这一点，万万不可掉以轻心，而且从青年、中年到老年，其重要性丝毫不减。

家庭这个爱窝最核心的是夫妻间有一种非常和谐、有利健康的性爱，性爱应是夫妻间第一等的补品。但从现在的流行学调查结果看，不理想、不如意的居多，为什么呢？因为没有很好地教育和学习。有人问，这还要学习吗？性是一种科学，既然物理、化学要学习，性也是科学，为什么就不要学习呢？性爱是一种艺术，既然美术、音乐要学习，性爱当然也要学习。所以我国著名医学大家吴阶平院士说：不但要对青少年进行性教育，还要对成年人和老年人进行性教育。性教育不光包括生理的，还有心理的和更重要的伦理的教育。事实上确实是这样，有位老年人在看了一次性知识展览后感慨万分，不无幽默地说了一句耐人寻味的话：看来，我这一辈子算是白活了！

性生活和谐健康的家庭中，不仅双方神清气爽，精力充沛，皮肤滋润光泽，而且很少生病，因为幸福能使体内内啡肽含量升高，生长激素浓度也高，所以机体免疫力增强。最新研究表明：对幸福的期望和预期也有神奇的效果，可使两种都是压力激素如肾上腺素水平下降70%，皮质醇下降39%，而使人感觉愉悦的内啡肽增加27%，生长激素水平上升87%，并能使人的免疫力得到增强。

据调查，有人30多、40多岁就得乳腺癌，有人七八十岁都没有，为什么呢？据调查，原因当然有很多，但其中有一条，夫妻性生活越和谐，妻子得乳腺癌的就越少。因为乳腺这个器官，受内分泌的影响非常大。别的癌也一样。为了家庭幸福，结婚以后应该很好地学习科学的性生活。有些人觉得不好意思，其实人有心功能、消化功能，也有性功能，这些功能都是平级的，没有什么高下之分。实际上，在家庭生活中好的性生活可以形成很好的皮肤黏合剂，对健康很有好处。

# 第三章

# 治病不如防病

慢性全身性疾病，并非“突出”，也非“偶然”，而是“水到渠成”，“瓜熟蒂落”。“冰冻三尺，非一日之寒”，因此明智的方法是从青少年开始，遵照健康生活方式才是治本之道。

# 令人畏惧的杀手——肺炎

## 老人死亡的第一病因

2001 年 10 月 15 日，张学良将军在夏威夷去世，享年 101 岁。从媒体的报道中，我们注意到，张学良的直接死因是老年性肺炎。而张学良将军的夫人，曾与他风雨同舟、共谱传奇人生的赵一荻也是因为肺炎并发症撒手人寰。

医学发展到今天，肺炎不再是让人谈虎色变的不治之症，在适当抗生素和对症治疗下，一般十天至两周即可康复。但肺炎为什么会频频光顾老年人，成为老年人畏惧的“杀手”呢？

据统计，肺炎已成为 80 岁以上老人死亡的第一病因。由于老年人心、肺、肾等重要脏器功能衰退，免疫功能低下，极易患呼吸道感染继发肺炎。如果有高血压、高血脂、糖尿病、心脏病等慢性病，心肾功能衰退速度明显加快，不及中年人的一半，甚至 1/3。在这种情况下，一旦有风吹草动，感染了肺炎，便可迅速出现心力衰竭。所以，老年性肺炎死亡率极高。

心与肺，解剖上是毗邻，功能上互相依存，密切相关。唇亡齿寒，肺部病变时，首当其冲受打击的就是心脏。一旦肺部有炎症，气体交换面积缩小，功能减退，血氧分压下降，二氧化碳潴留，同时肺毛细血管压力增高，肺动脉压力增高，这两者都可加重心脏负担，诱发心力衰竭。历史上许多名人耄耋之年，死于普普通通的肺炎，都与此有一定关系。

## 防寒保暖，护肺养生

值得注意的是，由于老年人全身反应能力差，肺炎常无典型症状，发病比较隐蔽，一般没有发热、咳嗽、胸痛、畏寒等主要症状，诊断相对困难。因此，及早发现老年性肺炎显得非常重要。

老年性肺炎预防是关键。冬季是老年性肺炎发病率最高的季节，所以老年人要注意防寒保暖，预防受凉感冒。如患了上呼吸道感染，要及时彻底地进行抗感染治疗，千万别发展成肺炎。患慢性病，尤其是合并呼吸道疾病的老人，要积极治疗，还可以定期注射肺炎疫苗。

另外，老年人应适量、合理地锻炼身体，使机体逐渐适应天气冷热变化。居室要经常通风换气，保持空气清新。还要养成良好的生活习惯，平日多吃一些营养高、易于消化的食物，多饮水，以利痰液稀释排出，不吸烟，不酗酒，尽量少去人声嘈杂、空气污浊的公共场所。

有一个护肺养生的小窍门，简单有效，老年朋友们不妨一试：晚上睡觉前，用热水充分泡泡手和脚，使之温热充血，10 分钟左右，这样能通过神经反射使上呼吸道、鼻咽部毛细血管扩张，血流增加，局部抵抗力增强。

## 健康第一杀手——高血压

据卫生部门统计，我国现有高血压病患者已超过 1.6 亿人，在心脑血管方面的疾病中，由高血压所引发的并发症的比例非常高。在国外，高血压被称为“No. 1 Killer”，即“第一杀手”，每年投入大量的人力物力进行研究，又有大量的新理论、新药物问世，取得了许多卓越的进步。但遗憾的是，每年也有大量的健康人加入高血压的队伍。总的来说是，病人越来越多，大家仍需努力。

### 认清五大致病因素

流行病学调查和研究表明，下列五项因素与高血压有关。

(1) 遗传因素。

许多临床资料表明，高血压是多基因遗传，在同一家庭高血压患者集中出现，一方面是因为他们有共同的生活方式，但主要是有遗传因素存在。前苏联有一个研究结果表明，如果父母双方都是高血压，子女45%得高血压；如果父母有一方是高血压，子女28%得高血压；父母双方血压都正常，子女3.5%得高血压。其他研究的数据有差异，但是总的趋势是一样的，就是说高血压有一定的遗传倾向。但是高血压是部分遗传的，并非是100%遗传，是多基因遗传的，不像血友病、地中海贫血等一些遗传病是单基因的，100%遗传。父母是高血压，子女只是患高血压的概率高一些，并不绝对会患。坚持健康的生活方式，合理膳食，适量运动，戒烟限酒，心理平衡，可以预防和延缓高血压的发生。

(2) 体重因素。

体重与血压有高度的相关性。北京及全国16省市心血管病患者人群10年动态监测研究结果也清楚显示：在各项危险因素中，肥胖是高血压、脑卒中、冠心病、急性心肌梗死的最重要的、独立的危险因素，应列为预防保健的重中之重。

美国的研究表明：对肥胖者进行随访，60%迟早要发展成高血压。英国的冠心病研究也表明：超重10%者，冠心病发病率增高40%；超重20%者，冠心病发病率增高86%。

（3）营养因素。

过多的食盐、大量饮酒、膳食中过多的饱和脂肪酸或不饱和脂肪酸与饱和脂肪酸比值过低，均可使血压偏高。

（4）吸烟。

现已证明吸烟是高血压、冠心病的三大危险因素之一。

（5）精神因素和心理因素。

美国心脏病学会奠基人、心脏病专家怀特先生曾引用英国谚语说："No hurry，no worry，no hypertension."意思是：没有着急，没有烦恼，就没有高血压。充分强调了神经系统、精神压力在四大因素中的重要性。当然这也不是绝对的。高血压是多基因遗传和环境多因素影响，不过，心理确实很重要。调查发现，从事紧张程度高的职业，如司机、会计、统计员，其高血压患病率都比较高。说明高血压病在从事注意力集中、精神紧张的工作，同时又缺少体力活动者中容易发生。

## 高血压是只真老虎，也是纸老虎

高血压是只纸老虎，比其他心血管病都容易制服。据美国报告，使高血压发病率减少55%的有效方法是：盐要少吃，体重要控制，运动要增加，烟酒要戒掉，心理要平衡。如果这样的话，我国高血压患者可以减少一大半。其实预防很简单，而且可减少很多人得病，减少很多意外，从这个意义上讲，高科技治疗远远不如预防好。

这里有一个例子，很值得深思：一个威尼斯富翁叫科尔纳多，他大吃大喝，荒淫无度，食睡无定时，35岁就已气息奄奄。许多医生认为他命不久矣，但有一位医生却持不同意见，他给科尔纳多开了一张健康生活制度表。科尔纳多严格遵守，结果又活了半个多世纪，而且还写了一本书叫《如何活到百岁》。

高血压病人更应该注意生活规律，按时作息，建立一种适合自己身体的生活制度。高血压病人在生活起居方面应注意以下几点：

（1）定时作息。

合理安排生活，有足够的睡眠时间，使大脑的疲劳状态及时解除，从而使机体的新陈代谢降低，心跳减慢，周围血管舒张，血压就会相应降低。只要按时起床、进食、活动及就寝，按照自然“生物钟”的节律作息和活动，就能预防高血压并发症的发生。

（2）适应自然。

人类生活在自然界中，与自然界的变化息息相关。人体应适应这些变化。在衣着方面，应根据不同季节，及时增减衣服；住房要阳光充足，防潮防湿，空气流通，有条件的宜在周围种些花草树木。

（3）注意清洁卫生。

良好的卫生习惯是增进身体健康的重要因素。中国有句古话：黎明即起，洒扫庭院。又说要勤于沐浴。这就是教育人们要养成良好的卫生习惯。

（4）戒除不良习惯。

高血压病人应戒烟，要尽量避免各种不良刺激因素，年龄在40岁以上的人，要控制高胆固醇饮食。纠正不良的生活习惯，才能够健康。

（5）节制性欲。

和谐的性生活能使人感到心情愉快，精神饱满；放纵的性生活易造成身体乏力，精神萎靡不振，久而久之还可能引起早衰。性生活次数可根据每个人的生理状况和特点而定，中年以后可以数周一次，甚至数月一次。

从事脑力劳动的人得高血压的机会较多，所以要参加一定的体力劳动。劳动可增强体质，使肌肉和周围的血管舒张，并有利于消除大脑的疲劳，防止血压升高。

要培养乐观主义精神，保持健康向上的情绪，并经常参加集体的文娱活动和必要的、力所能及的体育活动。

已经得了高血压的人，只要治得早，使血压维持在较正常水平，那么由于血压过高而引起的小动脉硬化以及心脏、肾脏和脑血管的损伤就可避免，其发展的结果是良好的，病人仍可健康地生活和工作。如果发现较晚，治疗较迟，也不要过于忧虑，用了降压药物并采用其他有效措施，使血压下降到一定水平，也能减轻对上述器官的损伤，阻止和延缓病情的发展。

## 早期发现，早期治疗

打败高血压这只纸老虎的最有效的武器是“早”——早期发现，早期治疗。早期发现的高血压，只需每日一片药，服几个月，有些人还可以逐步减量或停药；若等五六年后再治，则常需要合并用几种药，而且需长期，甚至终身服药；若等十余年再治，则常有合并症出现，难以康复，甚至致残、致死。

控制高血压很简单。一天一片药，减少脑溢血。真正的脑溢血要开颅、打洞、抽血，就是活了也是半身不遂。有个同志患高血压 12 年，他的血压很奇怪，200 毫米汞柱时不难受，可一吃降压药反倒很难受了。他老不吃药，咨询了两个医生，一个医生说：你必须吃药。另一个医生说：你既然吃药难受，就别吃药吧！他不吃了。12 年下来，肾动脉硬化、尿毒症，这可不得了，必须要做肾透析，一个礼拜换 3 次血，一年 9 万元钱。结果透析 10 年，用了 90 万元钱。他爱人为他请了 10 年的假，而他整天坐在轮椅上，十分痛苦，浮肿贫血，最后也去世了。其实一天一片降压药，不到 1 元钱就管用。有病没按科学的方法治，结果花了 90 万还没有保住性命。

## 中药好还是西药好

现在医学上要求的是“循证医学”，就是说要拿出充分、客观、可靠的科学依据。从这个角度上说，在临床上，西药的降压疗效非常明确、可靠，经过了很多充分的研究，而且服用后的的确确能大幅度地减少冠心病、心肌梗死、脑卒中的发作。中药并非无效，但是还需要从循证医学的角度拿出更多的论据来证明自己的疗效。现在临床上，对于高血压的病人，大都是用西药来控制，如果是轻型高血压病人，血压下降之后，可以适当减少用药量。西药控制的效果也非常好。比如“北京降压0号”，非常好用，轻型的高血压病人，一天服用半片甚至两天服用半片即可，价格才几毛钱，一个月的费用才几块钱，不到10块钱。而且服用起来也非常方便，很简单，很可靠，也很便宜。如果是中药汤剂，也可以降压，但是每天熬药，非常不方便。

从中药和西药的副作用上，说“中药副作用小”是没有根据的。实际上，药物的副作用要从两个方面看，一是“是药三分毒”，任何药物都有副作用，别说是药，水喝多了水中毒，饭吃多了还撑死人，氧气多了中毒也会致人死亡。水、氧气、饭都有“毒”，怎么能说药没有“毒”呢？因此，任何药物都有副作用，一方面取决于量的大小。一个很简单的例子，砒霜，量很小的时候是保健药，很多强身健体的药中都有砒霜；多一点，可以治白血病；再多了，就会死人。又如西药洋地黄，治疗心肌衰竭，少了无效，用得正好可以救人，再多了会害人。另一方面，各人的反应也是不同的。同样剂量的药，对张三会导致中毒，对李四正好，对王二剂量还不够。因此，中药西药都是药，副作用的大小都是因人而异、因量而异，病人根据自己的情况选择适合自己的药物、适合的量，毒副作用就是最小的。为了避免药物的副作用而刻意选择中药控制高血压、拒绝服用西药，是没有道理的。

另外，中药和西药实际上也没有严格的区分，比如治疗癫痫的西药阿托品，是从中药中提取出来的，同样也有很多中药采取西药的成分，因此，简单地划分中药西药也是不科学的。

另外，通过食物降血压，从循证医学的角度来说，是没有道理的。第一，食疗并不能降血压。有人说煮玉米须的汁能够降血压、芹菜叶子汁能够降血压，但是，要每天大量地喝，本身就很不方便，而且，要证明这些食物能降血压，应通过临床病例的科学研究，才能够证实它们是不是确实有降压作用。在生活中，某人因为试过这种方法后降了血压，也不能完全说明是这些食疗的作用，因为，还有很多其他的因素会影响人的生理。第二，说苦的东西就能降血压，更是没有道理。《太平食疗方》中说“莲子羹”能降血压，但是也缺乏临床的观察，尤其是对于高血压病人及对照组服用后是否有效做参照对比，得出科学的证据，因此，这些食疗方的疗效是不能肯定的。食物清淡，多吃蔬菜、水果，少吃肉类等脂肪过多的食物，每天坚持走路运动，的确能够保健，预防高血压，辅助治疗高血压，但是不能完全依靠饮食来治疗高血压。就像有人得了肺结核，每天喝鸡汤对于辅助治疗肯定是有效的，但是要单靠喝鸡汤来治疗肺结核是不行的。我在临床上经常对病人说，就比如打淮海战役，我们派游击队行不行？不行！打淮海战役，就要靠刘邓大军，当然有些民兵游击队帮着更好，但是要靠小分队的游击队，那肯定是不行的。必须有主力部队，再加上一些游击队、同盟军，那当然更好。

## 患者六大行为误区

正确治疗高血压病，除了使用降压药以外，饮食疗法也是十分重要的。第一，中国人的饮食习惯里食盐的摄入多，这会加重高血压的危害；第二，高血压患者营养过剩会出现心肌梗死，营养不足易出现脑卒中。营养均衡比较难做到。但高血压病人应在均衡营养上花时间、花功夫。下面我们列举一些患者的行为误区。

（1）要想身体好，顿顿要吃饱。

吃饭七八分饱是最好的习惯，要留二三分底，千万不要吃得太饱。我国古代中医对于养育小孩，就有“若要小儿安，三分饥和寒”一说。什么叫做七八分饱，就是当你离开饭桌时还想吃饭，还能再吃。即还有食欲，肚子不撑。这控制起来比较难，关键要明白其中道理，思想通了，还要有意志控制自己的行为，养成这个习惯就好了。

（2）为了防止饮食过量，减少吃饭次数。

有些人常常害怕过量饮食，或为了减轻体重，将吃饭的次数减少至两顿，或者更少。其实，这对人的身体并没有好处。学生如果只吃两顿饭，会对学习产生不利影响。中老年人如果减少就餐次数，容易得糖尿病、脂肪肝、胆结石、高脂血症、冠心病等。

最好一天吃四顿饭，如果条件许可，尽量少吃多餐。老年人离退休下来后，或时间比较充裕，条件很好，可以改成一天四五顿。越是少量多餐，血糖波动越少，血液甘油三酯波动就越少，胃负担减轻，有助于减肥。一天吃五顿饭，不是越吃越多，而是总量控制，少量多餐。譬如说早上加一顿，下午四五点钟吃一顿，像点心一样，晚饭吃得晚一些，也有人用夜宵代替了，这样总量并不多。

（3）黄油、鸡蛋对身体有害，不能吃。

饮食中以黄油、鸡蛋、肉类为主的欧美人，现在在极力推荐减少黄油，增加通心粉，使用鸡肉代替牛肉和猪肉的饮食。但这并不是说黄油、鸡蛋对健康有害。因为对于中国人来说，大多数人黄油、鸡蛋的摄入不够多。

（4）使用保健器材代替吃药。

许多病人往往不愿意吃药，而是愿意用降压帽子、降压手表、降压腰带等控制自己的高血压。但事实上，国际上已经证明了，对高血压最好的治疗方法是认真服药，这是那些降压帽、降压鞋、降压表等所不能代替的。

（5）不感到难受可以不服药。

高血压的症状如头疼、头晕的程度与血压高的程度是不平衡的，也是不平行的。可以头痛欲裂，很厉害，但血压不高；也可以是血压220毫米汞柱，眼看就要脑出血发生了，但不难受。因此，不难受不吃药，这是不对的。要根据血压的高低，来决定是否服用降压药。

（6）自己治疗高血压。

有些病人喜欢根据广告、根据周围的高血压病人的服药来决定自己吃什么药。这是非常错误的，也是非常危险的。得了高血压病必须去医院就诊，由医生根据病人的病情进行综合判断，病人的高血压属于哪一型，哪一期，有的合并糖尿病，有的合并冠心病及高血脂。是否需加用其他药物，应由医生来判断，而不能自己按药品的说明书和广告来服药。高血压的治疗是很个体化的，每个人都不一样，不要自行买药治疗自己的高血压病。

## 高血压的并发症——冠心病

### 不良生活方式是祸根

冠心病是危害人类健康的最主要的疾病之一。就全世界而言，冠心病已成为威胁人类健康最严重的疾病之一。如美国每年有 120 万人患急性心肌梗死，而死亡总人口中，有三分之一死于冠心病。芬兰冠心病的发病率居死亡总人口首位。

在我国，据 1967 年 12 省市统计资料，冠心病患者死亡率约为 30 人次/10 万人，男性多于女性，城市居民高于农村居民。1993 年冠心病的发病率为 123 人次/10 万人。目前，我国的冠心病发病率仍呈上升趋势，而发病年龄更趋年轻化。

为什么冠心病发病率会出现这样的变化呢？这是因为：

（1）随着生活水平的提高，人们食入的肉、鱼、蛋类食品增加，膳食中动物脂肪和胆固醇食量增多，甚至经常大吃大喝，暴饮暴食，吸烟、饮酒多；

（2）肥胖，运动量减少，双休日坐在家里看电视，搓麻将，一坐就是几个小时不活动；

（3）现代社会生活节奏加快，竞争激烈，人们的精神压力太大，容易处于紧张和劳累状态，而自己又缺乏自我调节的能力，不能保持良好的心理平衡状态；

（4）医疗条件的改善，科技发展诊断水平的提高，对冠心病患者的确诊率增高；

（5）对卫生科普知识普及还不够广泛，人们医学知识的缺乏，不能很好地自我保健和预防。

## 引起冠心病的危险因素

冠心病是由于冠状动脉粥样硬化引起的，但引起动脉粥样硬化的原因到目前为止仍然不能完全确定。大量的研究表明，冠状动脉粥样硬化是多种因素作用的结果，这些因素作用于不同的环节，最后导致疾病的发生。归纳起来，导致冠心病的危险因素主要有：

（1）年龄因素。

冠心病的发病年龄多见于男性 40 岁以上，女性 50 岁以上。但近年的研究显示，冠心病的发病年龄不断提前，我们现在已将 30 岁以上的男性列为危险人群。

（2）性别。

冠心病以男性多见，女性由于雌性激素的作用可以减少动脉粥状硬化的发生，在绝经前冠心病的发病率较低，女性一旦绝经，失去雌性激素的保护，冠心病的发病率就和男性一样高了。

（3）血脂。

血液中脂质含量异常，包括胆固醇、甘油三酯、低密度脂蛋白、高密度脂蛋白，甚至是载脂蛋白、α 脂蛋白，都是导致冠心病的危险因素。这些因素的改变，均在不同程度、不同作用环节引起动脉粥状硬化的发生。

（4）血压。

血压增高与冠心病的发生有极为密切的关系。研究显示，高血压患者冠心病的发病率是血压正常者的 3～4 倍。

（5）吸烟。

吸烟对冠心病的影响是十分明确的。吸烟者冠心病的发病率和病死率是不吸烟者的 2～6 倍，而且冠心病的发病率和病死率与吸烟的支数成正比。

（6）糖尿病。

糖尿病是冠心病发生的非常重要的危险因素。大量研究表明，糖尿病可导致全身动脉硬化，且程度相对非糖尿病患者要重。

（7）肥胖。

肥胖是导致高血压、冠心病、糖尿病的危险因素之一，肥胖者冠心病的发病率要明显高于体重正常者。

（8）遗传因素。

家族遗传引起冠心病的发病率是无家族遗传的5倍，因此，家族因素也是重要的危险因素。

（9）应激。

长期精神紧张、工作压力大、过度疲劳、焦虑和恐惧的人，冠心病的发病率明显高于生活悠闲的人。

## 丈夫得了冠心病，妻子应该怎么办

我们常常在门诊遇到男性患者就诊由妻子陪伴，妻子不断地向医生讲述她丈夫如何地不听劝告，不按时服药……而丈夫则显出了强忍和无奈，最后受不了了，说了一句：“行了，别唠叨了。”

丈夫得了病，妻子着急是理所当然的，她的唠叨充满了爱。但妻子要知道自己不仅是“妻管严”，更是一服良药。不要老绷着脸，阴沉沉的不见“晴天”。夫妻之间不仅是生活的知音，更是烦恼的消散剂，因此，妻子不要在丈夫面前唠叨他的病和不愉快的事，更不要在丈夫下班一进门就马上问他吃药了没有，有什么不舒服，并向他倾诉自己碰到的不顺心的事，应该进门后先多说一些轻松的话，适当的时候劝他不要太劳累，进行适量运动，了解医学常识，仔细观察病情，及时督促丈夫按时服药，定期门诊检查，夫妻共同进行户外活动，调整好心态，享受幸福的生活。

患病期间夫妻的性生活也得节制。性生活是一个周身的兴奋过程，可使心跳加快，呼吸急促，血压升高，肌肉紧张，心肌耗氧明显增加，这对患有严重高血压、冠心病尤其是心肌梗死的患者极为不利。有学者研究发现：心肌梗死患者性交时平均心率可达107～120次/分，约20%的患者有心律失常和（或）ST段明显偏移，心肌缺血改变。实际性生活过程中，突然发生心肌梗死、脑卒中和猝死的事件并不少见。

因此，对有严重高血压、冠心病患者，有不稳定心绞痛、心肌梗死及心功能不全的患者，应节制性生活；但这并不是意味着绝对不能有夫妻生活，不是避免亲热行为，而是注意在性生活过程中，如发现心慌、憋气、胸闷、头晕等症状，应立即停止性生活。也有人主张冠心病、心绞痛患者在性交前10分钟，含服硝酸甘油一片，以预防心绞痛的发作。有学者提出，冠心病患者，特别是心肌梗死发生后1～2个月或出院前进行运动耐量试验，能够完成次级量运动试验，或能上二层楼者，其心功能才适于进行性生活。

## 自幼开始抗衰老

冠心病的发病年龄已年轻化，这已向我们敲响了警钟。许多人40岁动脉硬化，不到50岁就患冠心病，60岁就脑卒中、糖尿病、肿瘤，提前患病、提前衰老、提前死亡成为当今社会的普遍现象。生命之树本应是秋天落的叶，怎么春夏就落叶萧萧，一派暮色呢？现实生活中，为什么那么多人以提前的病理死亡代替了自然的凋亡呢？甚至小学生患了高血压，中学生开始动脉硬化，我们的世界怎么了？

最近一项研究表明：在北京市15～39岁年龄组尸检中发现，有动脉粥样硬化表现者竟占74%，其中，冠状动脉严重狭窄超过50%者达24%。在我们这样一个刚由温饱进入小康的发展中国家，经济尚未充分发展，而高血压、冠心病、糖尿病、肿瘤等慢性非传染性疾病却以发病率日渐增高、发病年龄日趋低龄化的迅猛之势向我们迎面扑来，不能不引起人们的深思。其实，这个道理很简单，只是健康教育不够，普及健康知识不够。有位老干部讲得好：我们应该有知识，不仅活得明白，死都死得明白。健康的生活方式可减少高血压、冠心病、脑卒中的发病率。

## 过劳死和冠心病

据媒体报道，2005年开始之际，在短短的4天内，清华大学两名青年教师相继去世，一位36岁，一位46岁。二人的去世在清华大学校园引起极大关注，人们将祸首直指压力过大而导致的过劳死。

过劳死这个词最先是由日本传入的，也称为慢性疲劳综合征，主要是因为在日本出现长时间劳累过度而发生猝死的事件而派生的名词。出现过劳死的人在非生理的劳动过程中，人的正常工作规律和生活规律遭到破坏，比如长期劳累、过度透支，体力和精力得不到恢复，体内疲劳淤积并向过劳状态转移，使血压升高，动脉粥状硬化加剧，进而出现致命的状态。

过劳死的前5位直接原因是冠心病、主动脉瘤、心瓣膜病、心肌病和脑出血。过劳死与猝死几乎没有什么不同，但其特点是隐蔽性强，先兆不明显。

社会的竞争、进步都需要付出辛劳与汗水的代价，但不要付出健康和生命的代价。对付过劳死最好的方法就是调节好我们的工作和生活的节奏，有张有弛，减少身体的应激水平，锻炼身体，放松心情，以愉悦的方式来对待工作和生活。注意合理调整饮食，多食新鲜的水果和蔬菜。另外，定期体检，积极预防原发病也是十分重要的。

## 试试快乐一周减压法

放松自己是减轻心理压力、减少应激反应常见的方法。郊游、游泳、与亲人交谈、同孩子做游戏、散步，都能够做到放松自己。无论做什么事，一定要保持心平气和的心态。

下面向大家介绍一种国外流行的快乐一周减压法。

周一：闻一闻提神的东西。早晨闻一下薄荷或者茉莉的香味，可以让人精神百倍。

周二：将外部世界带进家里。在家里放一些鲜花，将群山或其他美景照片挂在墙上，还可以听听鸟鸣和流水声的音乐。大自然的声音可以让你不再紧张。

周三：出门。到公园、花园或者小河边走走。看、听、闻或者触摸大自然，能让你感到与大地亲近，心里充满宁静。

周四：与家人一起逛公园。与家人在一起可以感觉到亲情，有助于战胜悲伤和孤独感。

周五：表达你的感激之情。向为你开门或者任何为你服务的人说声谢谢，这不仅仅是礼貌，还是一种让人精神焕发的行为。

周六：安排休假。没有比休假更能让人放松和恢复青春活力的了。但记住，别让自己太劳累。

周日：看看喜剧电视。有研究表明，当人看喜剧的时候，悲伤和愤怒的情绪会减少 98%，而改善后的情绪可以持续 12～24 小时。

## 不要小看心绞痛

所谓心绞痛，是由于冠状动脉供血不足，产生一时性心肌缺血和缺氧所引起的一系列症状。

### 掌握心绞痛症状

心绞痛表现为阵发性心前区绞痛。症状的严重性随冠状动脉的狭窄程度、部位及血管数多少而不同，个体差异很大。心绞痛疼痛部位多位于胸骨后，范围不局限，边界不清晰，如手掌大小，且每次发作时疼痛部位相对固定。有时疼痛还会放射到左肩或左上肢内臂，或扩散至颈部。疼痛多表现为压迫、紧缩或闷胀疼痛。每次疼痛可轻可重，但性质基本一致。一般开始时症状较轻，随后即变得难以忍受，严重者伴有大汗淋漓，喘不上气，甚至有窒息濒死感。在心绞痛结束后，症状通常会慢慢缓解。每次发作持续时间不长，一般不少于 1 分钟，不超过 15 分钟。稳定型心绞痛发作多为 1～5 分钟；不稳定型心绞痛持续时间可以较长，若发作程度较重，持续半个小时以上不缓解，就有急性心肌梗死的可能，应及时到医院检查。

心绞痛是一种个人主观感觉，个体差异很大，表现形式也是多种多样。虽然在多数情况具有比较典型的症状表现，但是不典型表现也不罕见，并且非常容易延误诊断和治疗。通常而言，老年人发生心绞痛时症状常常是不典型的，甚至症状不明显，因此对于不典型的症状表现，我们必须密切观察，仔细辨认。有些心绞痛无明确的发作诱因，甚至在安静休息或睡眠时发作。有些心绞痛表现为上腹不适或疼痛，而被误认为是胃病；有时疼痛表现在下颌部或牙齿而被误认为是牙病；有时症状表现在咽喉部不适或者发热，误认为是上呼吸道疾病；有时表现为头部疼痛而被误认为一般性头痛；还有一些心绞痛表现为左肩、左臂或整个左上肢疼痛，而不一定伴有心前区疼痛。此外，有些患者心绞痛发作时没有明确的胸痛，只是感到有难以描述的不适感觉。

有一位著名的医学教授，他每次上楼就感到头痛，自己一直认为可能是高血压所致。后来，从血压和心电监测中发现，在他上楼时血压并不升高，但心肌缺血却明显加重。这说明他的头痛是由于心肌缺血引起的，而不是高血压所致。通过给他做冠状动脉造影，显示多支血管弥漫性病变，后来做了冠状动脉搭桥手术，他上楼时头痛的症状就明显减轻了。这是一个不典型心绞痛的例子。

## 及时治疗不稳定型心绞痛

所谓不稳定型心绞痛，指的是患者病情处于不稳定阶段，处于稳定型心绞痛和心肌梗死之间。这时病人处于非常复杂和危险的阶段，若能及时正确治疗，可使病情好转，趋于稳定；若不能及时发现，认真治疗，将有20％～60％的患者发展成心肌梗死甚至猝死。

为什么不稳定型心绞痛会具有这样大的危险性呢？这主要是由于冠状动脉粥状硬化斑块处于不稳定阶段，斑块表面可能出现破碎、断裂现象，导致血小板聚集、血栓形成，并很快增大，加快冠状动脉狭窄速度，甚至使血管闭塞。同时由于伴有病变处的冠状动脉痉挛，更增加了不稳定型心绞痛的复杂性与危险性。

## 并非心绞痛的胸痛症状

胸痛原因很多，并非都是心绞痛所致。很多胸痛是心外原因造成的。下面这些心痛就不是心绞痛的症状。

胸痛时间很短，只持续几秒钟；或者胸痛时间很长，持续数小时甚至数天，一般不是心绞痛。疼痛部位为一个点，患者能用指尖指出疼痛部位的，多不是心绞痛。胸痛位置不固定，部位成迁移性的，一般不是心绞痛。胸痛受体位改变或受呼吸影响的，一般不是心绞痛。胸痛可被其他因素所转移的，一般不是心绞痛。胸痛在活动或劳动后有明显减轻的，可能不是心绞痛。胸痛须按压才能感觉得到，或者用手轻揉后就能减轻的，一般不是心绞痛。含服硝酸甘油 10 分钟或者更长时间才能缓解疼痛的，可能不是心绞痛。

那么，还有哪些疾病能引起胸痛呢？主要有以下几种。

一是心包炎。由于心包渗出物引起心包脏层和壁层之间的摩擦可能导致胸痛，多是急性发作，伴有发热。这种疼痛多数在心包积液消失后出现。

二是肺炎。肺部炎症也可引起胸部疼痛，多数有呼吸道感染，突然发热，伴有咳嗽、咳痰，胸痛多持续时间很长，并随着肺炎的好转而减轻或消失。

三是胸膜炎。一般在胸膜炎、胸腔积液吸收后引起胸膜摩擦而出现疼痛，多数随呼吸而出现疼痛。

四是肺梗塞。由于肺动脉的梗塞而引起胸闷、胸痛甚至咯血的发生，为持续性疼痛，中间多没有缓解减弱的阶段。

五是心肌炎。由于各种原因导致的心肌炎症，多在上呼吸道感染及发热之后出现，表现为心脏钝痛、心音减弱、心律不齐。

六是带状疱疹。沿着肋间神经分布，局部皮肤可见水疱出现，为局部刀割样剧痛，呈持续性特征。

七是肋间神经痛。肋间神经疼痛，局部有压痛，疼痛症状与肋间肌活动和摩擦有关。

## 注意预防，及时急救

心绞痛最常见的诱发因素是体力劳动、运动、脑力劳动和情绪激动。饱餐是诱发心绞痛的另一因素。同时，寒冷季节、高热季节、大量吸烟或夜间平卧（使回心血量增加）均可导致心绞痛。另外，自发性心绞痛多在无任何情况下发生，可于清晨日常活动如穿衣、洗漱、洗澡、大小便时发作，特别是老年人由于便秘，大便时过度用力，可诱发心绞痛甚至心肌梗死。

当出现胸痛或不适时，要考虑是否心绞痛发作。这时首先要停止活动，安静休息。有条件的可立即给予吸氧，改善心肌缺血情况。含服硝酸甘油效果也非常明显，常在含服药物后 1～2 分钟就能得到缓解。使用硝酸甘油气雾剂喷服，也同样有效。当疼痛和不适减轻后，应就近到医院就诊。

如果疼痛持续 15 分钟以上不缓解，含服硝酸甘油无效，疼痛程度持续加重，患者有出冷汗和濒死感出现，这时可能是心肌梗死发生。应该立即让病人平躺，保持安静，避免患者自己活动，并追加硝酸甘油 1 片（0.6 毫克），同时立即拨打 120 急救电话。

有一位男性患者，在飞机上发生胸骨后疼痛，伴大汗淋漓，他立即含服硝酸甘油，1 片不缓解就追加，直到含服 6 片才得到缓解。他一下飞机就到医院住院，冠状造影显示前降支 95％狭窄，经皮气囊扩展及支架植入后，并未发生心肌梗死，心功能仍然良好，手术后生活质量很高。由于这位患者懂得自我急救常识，及时采取措施，及时到医院治疗，因此避免了更为严重后果的发生。

# 动脉硬化与心肌梗死

## 动脉硬化源于生活习惯

动脉硬化病变几乎人人都会发生。很多人认为，动脉硬化是人们生活富裕、生活水平提高后的必然结果，这种想法是不正确的。动脉硬化并不是物质文明提高造成的，而是精神文明不足、健康知识缺乏造成的。如果我们提高自我保健意识并掌握卫生保健知识，动脉硬化的发生就会减少，其危害也会不断降低。

有一位 38 岁的男性患者在某肉联厂工作，平时生活中走十几步路就会觉得心慌气短，活动后明显加重。经检查，他的心脏前壁广泛心肌梗死，大部分心肌坏死，无力收缩。冠状动脉造影显示，供应心脏的三支主要血管，一支全堵了，另外两支像糖葫芦一样（我们称之为串珠样改变），多处严重狭窄。这个患者血脂高，抽出来的血可见上面一层油，他的上眼皮可见明显的黄色素瘤。据他自己说他爱吃酱猪肚、咸鸭蛋黄，一餐能吃几个咸鸭蛋黄，最多吃到 9 个。像他这样的胆固醇饮食结构无疑是导致他患冠状动脉硬化非常重要的原因，正是因为他的不健康的生活习惯才导致严重心脏病的发生。

## 抗动脉硬化，植根青少年

关爱生命应当从小开始，以预防为主。从朝鲜战争、越南战争的美军尸检结果到近期北京一组青年人尸检报告及著名的 Bogalusa 儿童心脏研究都表明：动脉粥状硬化是一种植根于青少年、发展于中年、发病于中老年的慢性全身性疾病。并非“突发”，也非“偶然”，而是“水到渠成”，“瓜熟蒂落”。“冰冻三尺，非一日之寒”，因此明智的方法是从青少年开始，遵照健康生活方式才是治本之道。“人与他的动脉是同龄的。”因此，爱护动脉就是爱护生命，防止动脉硬化就是延长生命。

## 莫当“脆皮烤鸭”

胆固醇高了有什么可怕呢？如同一个杯子，水吸起来很容易，但是油吸起来就困难了。管子里油多了肯定堵得快，不能让油多。另外说说血糖，人的血管内膜蛋白就怕糖，糖一多蛋白就硬化变脆。你吃过北京烤鸭吗？普通的鸭子如果不抹上糖，烤出来不焦脆，所以要抹糖，一烤又焦又脆又好吃。我说你的血糖多，你的动脉内膜很容易像北京烤鸭一样，又焦又脆，一脆一裂就出血了。动脉硬化斑块使血管狭窄 25%，就像北京四环路上四条车道堵一条，三条车道一样能开，堵两条车道，狭窄 50%就很危险了。怕的是突然斑块破裂，斑块一破裂血小板聚集，形成血栓，破裂一分钟到几分钟，几小时就可以使血管大部分或全部堵塞，造成急性心肌梗死或猝死。本来路好好的，两车一撞，老百姓都来看热闹，一下子马路堵死了。斑块破裂就像撞车，血小板就像看热闹的老百姓，所以斑块一定不能破。怎么才能不破呢？少着急，少生气，少过劳，少喝酒，降低胆固醇，控制糖尿病等。

## 心肌梗死的诱发因素

诱发心肌梗死最常见的因素有：

（1）过重的体力劳动。

一定要避免过重劳动而导致过度疲劳，不要做不能胜任的体力劳动，尤其是像负重登楼一类重体力劳动必须避免。

（2）过度运动。

运动是把双刃剑。根据年龄、体力适量运动是好事，但过度体育活动可使心脏的负担明显加重，心肌耗氧量增加。冠心病患者冠状动脉已经发生硬化及狭窄，不能充分扩张，心脏负担加重引起心肌供血不足，而心肌缺血缺氧，导致心肌梗死。另外，据临床观察报道，急性心肌梗死发作具有显著的昼夜周期性，即病发高峰在上午6～10点。这与交感神经活动周期有关。因此这段时间有冠心病的患者最好不要做剧烈运动。

（3）精神紧张。

特别强调冠心病患者应避免情绪激动。激动、紧张、生气、争吵等情绪剧烈变化最易诱发急性心肌梗死，甚至猝死。美国有学者报道，美国有一个州平均每场球赛就会有8名球迷发生急性心肌梗死。我们也看到过因争吵、气愤而猝死的病例，经解剖显示，死者心脏广泛前壁急性心肌梗死。从这个病例说明，冠心病患者本身血管已有狭窄病变，情绪激动促使人体的肾上腺系统紧张度上升，血中儿茶酚胺分泌增多，儿茶酚胺直接作用于心脏，使心跳加快，心肌耗氧量增加，从而使血管收缩、闭塞，引发心绞痛，甚至心肌梗死。

（4）强冷刺激。

如在寒冷大风季节滞留户外，易引起交感神经兴奋，血管收缩，减少了心肌供血，导致心肌梗死。

（5）不稳定型心绞痛及反复冠状动脉痉挛，可发展并导致急性心肌梗死。

（6）重度创伤及一氧化碳中毒等。

## 事后才知心肌梗死

急性心肌梗死的表现呈多样性，临床差异极大。有的患者发病急骤，极为严重，未等送到医院就已死于院外。有的患者无明显反应症状，为无症状型心肌梗死，或症状很轻，常常未能引起患者注意，未到医院就诊，直到体检或因为其他症状就诊时才发现已经心肌梗死。所以特别强调要提高医学知识和防病意识。

有一位 37 岁的患者，男性，司机，1999 年春节时突感心前区剧烈疼痛，痛得大汗淋漓，当时做心电图没有异常表现。由于医学知识欠缺，警惕性不高，他不知道出现了这种剧烈疼痛后，即使当时心电图没有异常，仍应在两小时后再做心电图，也就是说必须在一天之内多做几次心电图。因此虽然类似的疼痛以后又发生过几次，他都以为心电图没问题，不再理睬，每次发作时，疼一会儿就扛过去了，不当回事。结果 10 天后就觉得工作时力不从心，上班上二楼即觉心跳气促，再去看病时发现是广泛前壁心肌梗死，室壁瘤已经形成，心功能明显下降，此时真是悔之晚矣，将一辈子受其所累。若患者当初能够及时诊断和治疗，预后就会好得多。

# 当心老年性痴呆症

## 闷出来的老年病

有些家庭会遇到这样的情况：家里的老人很少出门，总是长时间地闷在家里，不爱说话也不愿做事，跟他说话，总是答非所问，乱七八糟地不知道说些什么，到医院一询问，才知道是得了老年性痴呆症。

老年性痴呆正以前所未有的速度席卷全世界，成为一个潜在的社会问题。随着人口老龄化的进程，老年性痴呆的发病率越来越高，已上升为常见死亡原因的第3位，仅次于心脑血管病和癌症。然而，由于老年性痴呆的发生发展是一个缓慢过程，不像心脏病、癌症、中风等疾病一样症状明显容易诊断，再加上一贯认为老年人“老糊涂”是正常现象。所以，就目前国内情况来说，老年性痴呆症还远远没有受到足够重视。

美国前总统里根于2004年6月5日在加利福尼亚的家中去世，享年93岁，成为美国历史上最长寿的总统。里根晚年患上严重的老年性痴呆，与这种病症抗争了10年。

在20世纪90年代初，里根就有记忆下降的征兆，比如忘记刚说过的话。有次聊天中，他女儿说起里根演过的一个电影角色，里根却怎么也想不起来。当里根的养子去探望他时，里根常想不起养子的名字，只有当他知道他是谁时，才紧紧地拥抱他。里根对他的护士说，他觉得前来探望他的前国务卿舒尔茨好像是一个大名鼎鼎的人物，但又记不起他叫什么名字。不出 1 年，里根就被诊断患有老年性痴呆，并且已过了疾病的早期。最后，他除了认识夫人南希外，谁也不认识了，甚至不记得自己担任过两届美国总统。

里根也不讳疾忌医，他企盼世人对这种病给予关注和研究。里根夫人南希在丈夫去世后也强烈呼吁加强对干细胞的研究，尽快找到治疗老年性痴呆的方法。

## 50 年后即将大流行

老年性痴呆症在我国也已逐渐成为严重威胁老年人健康的顽症。据统计，目前我国 60 岁以上的老人已达 1.4 亿，痴呆症患者已有 500 万人，占世界总病例数的四分之一强，每年平均还有 30 万老年人加入这个行列。估计到 2025 年，我国老年人口比例将占全国人口的 20%左右。有研究表明，随着年龄增长，老年人的痴呆发病率将逐步增高，80 岁以上老年人痴呆的发病率达

80%。到2050年痴呆症患者将增至2000万人以上。

美国芝加哥圣卢克医学中心的丹尼斯·埃文斯博士预测，随着人口老龄化日益严重，除非发现新的防治方法，否则到2050年时美国老年性痴呆患者将由目前的450万人增加到1300万人。10年前，埃文斯博士就对老年性痴呆症在美国的发展趋势做了预测，后来的调查证实了他当年的结论。

芬兰开展的一项针对老年人的大型研究发现，高血压和高胆固醇血症是老年性痴呆症的两大危险因素。如果这两大因素偕同遗传因素一起作用于同一个人身上，那么这个人患老年痴呆症的危险性将会是其他人的8倍之高。

法国一个研究小组翻阅了150份有记忆问题的老年人病例，他们发现，67%被疑诊有老年性痴呆症的人都有高血压病史。

## 药物预防不可少

适量服用六味地黄丸。滋阴补肾的中成药“六味地黄丸”，具有抗衰老、抗氧化、增强记忆、改善健忘的作用，对预防老年痴呆有特殊作用。老年痴呆患者，记忆力明显减退者，可在医生指导下适量服用。

服用雌激素。老年痴呆患者中女性多于男性，绝经后由于雌激素水平降低，发病率明显升高，病情加重。在医生指导下适量服用雌激素能使血流量增加，改善脑组织营养，延缓老年女性痴呆的发病年龄和减轻症状。

补充叶酸。研究人员发现已确诊为老年性痴呆症的病人血液中高半胱氨酸的含量特别高。他们认为，老年性痴呆症很可能是体内某些生化物质的代谢异常所致。由于叶酸与维生素 $B_{12}$ 能降低体内高半胱氨酸含量，故补充叶酸及维生素 $B_{12}$ 可能有助于防止老年性痴呆的发生。

## 适量运动效果好

痴呆症是大脑老化、萎缩、功能受损所致的智能障碍。其征兆表现是什么呢？例如，平时讨厌外出，无精打采，常闷在家里；什么兴趣爱好都没有；常常忧虑、焦躁；配偶去世5年以上；老讲自己过去值得自豪的事，等等。

得病之后除了配合医生进行药物治疗外，对更多的进入或即将进入老年的朋友来说，关键还在于积极预防。

首先是尽可能做一些适合老年人身体特点的运动。

老年人随着年龄的增长，大多数已经不像年轻时那样手脚灵活、筋骨强健，所以老人应该选择运动量不太大的活动来促进血液循环，比如每天练练太极拳、慢跑、散步等。每天睡觉前也应该活动活动腰腿，按摩一下脚底等。人体中最耗费氧的部位就是脑神经细胞，深呼吸可以提供充分氧气给脑部，促进脑神经细胞功能活化，一边健走一边配合呼吸，可以获得全身血液活络与脑循环顺畅的双重效果，脑血管重返强韧，自然就能预防健忘与痴呆。

还可以经常做做手指操，经常做做十指指尖的细致活动，如手工艺、写字、绘画、雕刻、制图、剪纸、打字、弹奏乐器等。按摩大脑也能使大脑血液流动面扩大，促进血液循环，预防痴呆。经常使用手指旋转钢球或胡桃，或用双手伸展握拳运动，可刺激大脑皮质神经，促进血液循环，增进脑灵活性，延缓脑神经细胞老化，可预防痴呆。

## 多吃健脑益智食物

核桃：含有丰富的不饱和脂肪酸——亚油酸，被机体吸收后能改造成脑细胞的组成物质。

芝麻：可补肾益脑、养阴润燥，对肝肾精气不足兼有口舌干燥、肠燥便秘等症状较为适宜。

莲子：可补脾益胃、养心安神、益智健脑，兼能益肾固精。

黄花菜：可治疗老年性痴呆，并可改善肝肾阴虚、血虚引起的健忘、失眠、烦躁、眩晕头痛、心悸等病症，是养脑强记的好食物。

花生：有明显的抗衰老作用，多食可延缓脑功能衰退，抑制血小板凝聚，防止血栓形成，降低胆固醇，预防动脉硬化。

大枣：可养血安神、补养心脾。对于心脾气血两虚的痴呆病人较为适宜。

桑葚：治疗肝肾亏损、心脾气血双亏的痴呆病人尤为适宜。

桂圆肉：对治疗老年性痴呆、心脾气血两虚者有益，同时有助于防治畏寒乏力、面足浮肿者。

葡萄：对于老年性痴呆气血虚弱的治疗较为适宜。

荔枝：对治疗痴呆心脾气血两虚，兼有胃阴不足、心烦口渴的患者较为适宜。

松子：用于防治老年性痴呆，尤其适用肝肾精亏症伴肺燥阴虚者。

山楂：常用于治疗老年性痴呆兼有高血脂症、糖尿病者。

鱼：多吃鱼对预防老年性痴呆有好处。因为痴呆病人脑部的DHA不饱和脂肪酸的水平偏低，而鱼肉尤其是金枪鱼中，这种脂肪酸的含量很高。

其他：如蘑菇、鸡蛋、大豆、木耳、山药、海参等食物，对防治老年性痴呆均有一定效果。

## 多用脑，多交流

老年朋友应该培养自己的爱好，多读书看报，或者练习书法、乐器对预防老年性痴呆都是很有帮助的。那些担心年龄大了记忆力下降的人，完全可以通过常用脑来改善记忆。人脑中的很多神经细胞是处于休眠状态的，只要运用，就会促进其功能的恢复，改善记忆。

其次，要注意保持良好的心态。有的老人因腿脚不方便而很少与人交流，性格就会渐渐变得孤僻，遇到矛盾容易发怒、生气。有研究显示，老年性痴呆与长期精神忧郁有关系，所以要常常与别人沟通，遇到不愉快的事情要冷静应对，保持良好的人际关系，避免总是唉声叹气。

## 改善生活方式

（1）严格戒烟。

吸烟历史越长，每天吸烟越多，脑动脉硬化越明显，越易导致大脑供血不足，脑组织萎缩，导致痴呆。

（2）少饮或不饮烈性酒。

酒精能使大脑细胞密度降低，脑组织萎缩，脑功能降低，反应迟钝导致痴呆。

（3）定时排便。

肠道内细菌能将未被消化的蛋白质分解成氨、硫化氢、吲哚等有毒物质，并被血液吸收。大便滞留于肠道过久，上述有毒物质随血液循环过量进入大脑，可导致智力下降。

（4）控制铝质炊具的使用。

铝与酸、碱、盐都可发生化学反应，常用铝质炊具加工或盛放含酸、碱、盐的食物，食物易被游离出来的铝元素污染。过量进入身体的铝会损害中枢神经系统，引起智力下降、反应迟钝，易导致痴呆。

# 心血管疾病急救锦囊

随着心血管疾病发病率的不断提高，因心血管疾病发生猝死的患者也不断增加。这种由于心脏原因引起的无法预料的自然死亡就是心性猝死。心性猝死是在心脏的急性症状开始的1小时内发生心跳骤停，从而导致脑血流的突然中断，出现意识丧失。这时患者如果能得到及时救治就还有存活的机会。

据统计，对于心跳骤停、呼吸停止的患者，如果不马上采取任何急救措施的话，4分钟后将有50%左右的患者失去生命，5分钟后将有75%的患者死去，到7分钟的时候，90%以上的患者都会死亡。但是如果我们在心跳呼吸停止两分钟之内开始实施人工呼吸、心肺复苏的话，将有90%左右的患者可以获救。当然，随着开始实施急救时间的延长，患者的获救率则直线下降。因此，一旦有人发生心跳骤停，周围的人在打电话呼叫急救的同时，要立即对患者施行急救。与此同时，掌握正确的急救方法也相当重要。

## 头部后仰，下颌上抬

保持呼吸道通畅是救治心性猝死病人最重要的一步。因为一旦呼吸道堵塞，患者不能正常呼吸，其他急救措施也不会有好的效果。

保持呼吸道通畅的办法很简单，让患者头部向后仰，将其下颌上抬。具体方法是：让患者仰卧在平坦处，救护者跪在患者肩旁，让病人肩部位置与自己身体的正中线平齐。然后把一只手放在患者的额头上，使其头部稍向后仰。另一只手的中指和食指抵住患者的下颌，使颌部向上抬高，并及时清除患者口中、鼻内的分泌物。如果患者出现呕吐，或者呼吸道分泌物较多，应让患者头部偏向一侧，使呕吐物或分泌物尽量流出，以免进入呼吸道而堵塞呼吸。

注意：如果患者有颈部受伤或骨折的可能，则要避免使他的头部过分往后仰。另外，如果患者是1岁以内的婴幼儿，同样不要将头部过于往后仰，以免导致骨折及颈部受伤，只需将其下颌抬高。

### 检查呼吸

首先，在保持患者呼吸道通畅的前提下，将耳朵贴近患者的嘴和鼻子，听听患者有没有喘气声。其次，自己的脸部也能感觉到患者是否还有呼吸的气息。第三，观察患者胸部3～5秒钟，看看患者胸部是否有规则地上下起伏。如果三者同时存在，就可以断定患者存在呼吸。如果只有胸部起伏，但感觉不到从口鼻呼出的气息，则不能断定患者还有呼吸。

如果仍有呼吸，应使患者保持仰卧体位。

## 人工呼吸

如果确定患者呼吸停止，则应立即施行人工呼吸。人工呼吸方法很多，最有效的是口对口人工呼吸。如果救护者对这种方法有抵触感，可以在患者的嘴上盖一块纱布或薄手绢后，再施行急救。

具体做法是：

在保持呼吸道通畅的前提下，用一只手捏住患者的鼻子，救护者深吸一口气后，将自己的嘴紧贴住患者的嘴，慢慢地将气全部吹进患者的嘴里，吹气的同时注意观察患者的胸部是否随着气体的吹入而逐渐膨胀起来。如果气体确实吹到肺里，胸部就会逐渐膨胀。如果患者的胸部不随着气体的吹入而膨胀，应检查呼吸道是否通畅及吹气时是否漏气，调整后再进行人工呼吸。人工呼吸的频率是单人每 15 秒呼吸两次，双人每 5 秒一次。

向患者体内吹气后，离开患者的嘴，同时观察患者的胸部是否逐渐地回陷。当患者的胸部恢复原状后，开始进行第二次人工呼吸。做完几次人工呼吸后，要检查患者是否有了脉搏。当患者恢复自主呼吸时，会发出呻吟，儿童会开始哭泣，但此时救护者还不能离开，因为患者还有可能再次出现呼吸中止。

对未满 1 岁的婴幼儿实施人工呼吸时，如果出现患儿肚脐膨胀的情况，说明吹入的气体量过多，应及时调整气体的吹入量。

## 检查脉搏

在诸多检查方法中，我们应首选检查桡动脉的搏动情况。具体做法是：将患者手掌向上，救护者的食指、中指和无名指的指腹平放在患者手腕桡骨内侧（拇指侧的骨为桡骨），稍加用力，就能检查到患者的脉搏情况。

当桡动脉的脉搏很难触及时，可以触摸颈动脉来确认脉搏情况。救护者将中食与食指并拢放在患者颈部前喉结处，向耳下方（患者后背侧）移动手指，在由硬变软处，有一条沟，颈动脉就沿着这条沟而行。在沟内就能触摸到颈动脉的跳动。

由于婴幼儿脖子粗，很难通过颈动脉来检查脉搏，一般是通过触摸肱动脉或股动脉来确认脉搏是否跳动。

肱动脉的检查方法：将患儿的上肢外展，将中指和食指并拢放在患儿肩与肘部正中间的胳膊内侧位置，轻轻用力按压，即可触到肱动脉搏动。这种方法只适用于 1 岁以内的婴幼儿。股动脉的检查方法是将食指和中指并拢沿腹股沟韧带中点偏内侧放置，稍稍用力按压，即可触到股动脉的搏动。

## 心脏按压

救护者位于患者胸部旁边，两手手掌重叠，手指抬起，将朝下的手掌根部放在患者的心前区（胸骨下1/3部位偏左侧），垂直往下按压，按压幅度为3～5厘米，按压后放松，但手掌不要离开患者胸部。当患者胸部恢复原状时，再次往下按压，重复频率为每分钟80～100次。注意：每次按压的间隔时间应尽可能保持相同。如此重复多次。

对于1岁以上的儿童，按压部位与方法基本与成年人相同。只是按压的幅度为2.5～3.5厘米即可，按压频率为每分钟80～120次。而未满1岁的婴幼儿的按压部位应在胸骨与两乳头连线的交叉点下一指处。要使用2～3根指头并拢按压，按压幅度为1.5～2.5厘米，按压频率为每分钟100～120次。

## 心肺复苏

所谓心肺复苏，就是在进行人工呼吸的同时，进行心脏按压。心肺复苏可以一个人做，也可以两个人配合做。一般来说，两个人做的效果比一个人做要好。

一人心肺复苏法：一个人施行心肺复苏时，每做两次人工呼吸后，做15次心脏按压，如此反复多次。

两人心肺复苏法：一人实施人工呼吸，一个进行心脏按压，人工呼吸与心脏按压次数的比例是1∶5，也就是五次心脏按压做一次人工呼吸，如此反复多次。

在心肺复苏的过程中，要注意观察患者的呼吸和脉搏是否恢复，如果恢复就可停止心肺复苏，但仍要观察，以免再次出现心跳、呼吸骤停。如果未恢复，则需继续进行心肺复苏救治。

# 第四章

# 健康生活四大基石

合理膳食，适量运动，戒烟限酒，心理平衡。这 4 句话 16 个字，能极大地改善身心健康，提升生活质量；能使高血压发病率减少 55％，脑卒中、冠心病减少 75％，糖尿病减少 50％，肿瘤减少 1/3，平均寿命延长 10 年以上。

近年，国际科学界提出了一个口号：公众理解科学，科学引领生活。这里的科学理念指的是1992年维多利亚宣言的四大基石：合理膳食，适量运动，戒烟限酒，心理平衡。

这4句话16个字，能极大地改善身心健康，提升生活质量；能使高血压发病率减少55%，脑卒中、冠心病减少75%，糖尿病减少50%，肿瘤减少1/3，平均寿命延长10年以上。从整体说，可使危害人类健康最严重的慢性非传染性疾病减少一半以上，并可使生活质量大大提高，而所花费用不及医疗费用的1/10。因此，健康生活方式虽然很简单，但效果非常大。

四大基石的核心就是古人说的“适者有寿”。“适”指适度、适当、适应。适度是凡事不过分，不过激，不走极端；适当是指把握好事物与环境之间的全方位、多角度、多层次的关系；适应是指随着外界环境变化，自身也要跟着相应变化，即与时俱进。比如合理膳食，关键是合理；适量运动，关键是适量，膳食与运动都是健康必需，但又都是“双刃剑”。心理平衡，关键是平衡。这种平衡并非心如枯井，更非麻木不仁，而是一种理性的平衡，智慧的平衡。喜怒哀乐，人之常情，但切勿大喜大悲、大惊大恐。不然，芝麻大的事就勃然大怒，造成心梗、脑出血，将会遗恨终身。

“适”字，不仅对个人健康有用，而且对治家治国也一样有用。里根总统上台时的国情咨文里引用了老子《道德经》里的一句话：“治大国，若烹小鲜。”虽然只有7个字，却蕴含着深刻的哲学道理，即世间万物，大到治国，小到烹鱼，都是一个道理，即掌握好“火候”，把握好“度”，则身心健康，国泰民安。反之，则宽严皆误，四面楚歌。

“适”字的本质就是辩证法。一位智者说过：学好哲学，受用终生。哲学是做人、做事、修身、齐家、健康、幸福、长寿的第一法宝。

## 合理膳食十个字

合理的膳食可以让你不胖也不瘦，胆固醇不高也不低，血黏度不黏也不稀。

合理膳食要讲，可以讲一本书10万字，我把它精练成十个字：“一、二、三、四、五，红、黄、绿、白、黑”；在这个基础上现在又简化了，就八个字：“什么都吃，适可而止。”最近联合国粮农组织又把它简化成了六个字：一荤一素一菇。

## 一：一袋牛奶强壮一个民族

“一”指的是每天喝一袋牛奶。为什么呢？东方人以素食为主的膳食习惯有很多优点，但也有些缺点——钙太少，因此，中国人多数缺钙。缺钙会导致什么结果呢？三个结果。钙一少，容易造成骨痛、龟背、骨折。第一骨痛，缺钙的人骨质疏松、骨质增生、腿疼发麻、小腿抽筋，反正浑身疼；第二龟背，越活越矮，越活越萎缩，岁数越大，个子越矮；第三骨折，稍微一动就骨折，一摔骨头就断，这种事太多了。有一个老年病人先是咳嗽时感到胸部很疼，最后不咳也疼，一照片子，把放射科医生吓了一跳，光是咳嗽就咳断了三根肋骨。后来住院，由于行动不方便，翻不了身，护士帮他翻身，啪，又断了一根肋骨，一共断了四根肋骨。全身骨头都松了。还有一个女同志下楼梯，最后一个台阶滑了一下，用手一撑，桡骨、尺骨双骨折，尾骨也断了。

咱们中国人大多数都缺钙，缺多少钙呢？一个人每天需要800毫克钙，而我们的饮食里仅有500毫克，300毫克需要每天补充一袋牛奶，250毫升正好是300毫克。牛奶从什么时候开始喝呢？从1岁开始。喝到什么时候呢？终身喝奶。欧美很多人高大健康，和他们喝奶喝得多很有关系。

我们在北京调查了一些家庭，爸爸妈妈一样高矮，看看孩子喝奶跟不喝奶有什么区别。这个结果很有意思。有一个人家，小女孩特别娇气，女孩妈妈特别疼她，总给她买补药，买燕窝、鳖精、西洋参、蜂王浆、花粉，一句话，有什么好的保健品就买什么保健品，一年下来花了一万多块。最后孩子吃下来，变成小胖墩了。人一胖就不得了，发育就提前了，不到 9 岁，这个小女孩就来月经了。一来月经就不长个了，身高才一米五二。另外一户人家，爸爸妈妈一样高，妈妈就听一句话，睡觉前给小孩喝一袋牛奶，一片维生素 C，一片复合 B 族维生素，就这么简单，一天花一块钱多一点，这个小女孩长到一米六八，更重要的是皮肤好，皮肤滋润细腻，而且身体好，功课好。

科学证明，牛奶不仅对儿童的身高、皮肤、骨骼、智力发育有好处，对中老年人好处更大。中年人喝了牛奶以后，第一，所有的病都少，整个体质增强，而且骨骼密度峰值高。我们中国人，到老年后特别容易骨质疏松、骨折、龟背、骨痛，越活越矮，就是因为骨密度太低。中年人喝奶，可以使骨头密度增高。老年人喝奶以后，动脉硬化减慢，高血压发病少。

各国对牛奶都非常重视。泰国为了摆脱矮小人种的困扰，从国王、王后到王室成员，全部致力于“儿童每天喝牛奶”的宣传。泰国20年的努力成绩令人瞩目：18岁男青年身高较以往增长4厘米，女青年增高3厘米。

英国孤儿院做过专门研究，孤儿没有爸爸妈妈，吃得一模一样，甲组每天加一袋牛奶，乙组不喝奶，就这么一点差别，结果到了15岁，离开孤儿院时进行测量，发现一天喝一袋牛奶这组小孩的身高比不喝牛奶那组的小孩子平均高出2.8厘米，每天喝两袋奶的高出4.8厘米；更重要的是喝牛奶这组，孩子皮肤细腻、光滑、滋润，眼睛、头发有光泽，个个肌肉发达而且聪明。外面来挑人，第一批挑走的，一看名单，全都是喝奶这组的小孩。英国前首相丘吉尔曾说，没有什么比得上给儿童提供牛奶更重要的了。法国著名文学家罗兰·巴尔特说，牛奶的纯白洁净常常与平静、洁白、神志清醒联系在一起。可见喝牛奶与不喝牛奶不一样，别看就一袋牛奶这么简单，但影响人的身高、体重、智能。

最典型的是日本，1937年侵略中国时的“小日本”，个子矮、罗圈腿。现在变了，同龄中小学生对比，日本孩子平均身高超过了北京孩子，比广东、福建孩子高得更多。原来，第二次世界大战战败后，日本政府给中小学生每人每天负责供应一袋牛奶，结果就这么一袋牛奶，日本人一代比一代高，一代比一代壮，现在超过了中国人。

牛奶什么时候喝好呢？睡觉前喝好。因为孩子长个子时，白天不长，晚上入睡 1 小时后，生长激素开始分泌，所以要睡觉前喝奶，如果喝完奶后能再吃一片 100 毫克维生素 C 和一片复合 B 族维生素（3 岁以下上述两种维生素每种半片就够），这个孩子不但身高、体重好，而且抵抗力强，感冒、扁桃腺炎、肺炎、发烧之类的病都难得，很健康，一路健康成长。一袋牛奶再加一片维生素 C、复合 B 族维生素不到 1 元，营养就够了。因为每 500 毫升（两袋）奶能满足人体每天需要的动物蛋白的 50%，热能的 16%，钙的 60%。德国联邦牛奶研究所所长黑申教授则更列举了牛奶的诸多好处：防治中风、高血压、心脏病；阻止人体吸收有毒物质，如铅、镉；提高大脑工作效率；美容；催眠；脱脂奶能增强人体免疫力……从这些意义上说，奶牛，也是人类的“保姆”。

我们很多人说一喝牛奶就拉稀，那怎么办呢？你可以试试喝酸奶。要是不爱喝酸奶怎么办？喝豆浆，可是要喝两袋，因为豆浆里含的钙是牛奶的一半。那还有人说，我牛奶不喝，酸奶不喝，豆浆也不爱喝，怎么办？答案很简单，你就等着受罪吧！

## 二：250～400克碳水化合物

“二”是指每日摄入250～400克碳水化合物，也就是5～8两的主食。

这5两到8两不是固定的，因个人的劳动量、体重、性别、年龄而异。比如民工干活挺重，一天要吃1斤半；有些女同志呢，胖胖的，工作量很轻，不用5两，三四两就够了。调控主食可以调控体重，这是最好的办法。现在减肥用品很多，什么减肥霜、减肥药、减肥喷雾剂、减肥裤腰带……太多了。实际上，不用这么减肥，调控主食加适量运动是最好的。

## 三：3～4份高蛋白

合理膳食中的“三”就是指每天进食3～4份高蛋白食物。人不能光吃素，也不能光吃肉。蛋白不能太多也不能太少，3～4份就好，不多不少。

1份高蛋白相当于50克瘦肉或者4个大鸡蛋，或者100克豆腐，或者100克鱼虾，或者150克鸡鸭鹅肉，或者 25 克黄豆。一天 3 份。比如说我今天早上吃 1 个荷包蛋，中午我准备吃 1 份肉片苦瓜，晚上吃 1 份豆腐和 2 两鱼，这样一天 3～4 份蛋白不多也不少。

人体蛋白越多，死得越快，为什么呢？很多氨基酸从尿里排出，影响肾脏，蛋白过多，消化不良，造成肠道毒素太多。蛋白太少也不行，少林寺的海灯法师 60 多岁还练“一指禅”，但他蛋白营养不良，消瘦，得帕金森氏综合征，后来静脉点滴氨基酸，治好出院后他辟谷，不吃不喝，最后营养不良去世。

那么，什么蛋白质最好？鱼类蛋白质好，它有明确的预防动脉硬化作用。吃鱼多的地方，例如美国阿拉斯加、我国舟山群岛，居民吃鱼越多，动脉越软，得冠心病、脑血栓的越少。植物蛋白以什么最好呢？黄豆蛋白。它不但是健康食品，还有一定程度的降胆固醇作用和防癌作用，对妇女还特别好，能减轻更年期综合征。

## 四：牢记四句话

合理膳食中的“四”就是四句话，即“有粗有细、不甜不咸、三四五顿、七八分饱”。

为维持全面均衡的营养，应粗细粮搭配，单吃粗粮或单吃细粮，都不能维持全面的营养。粗细粮搭配，一个礼拜吃三四次粗粮，棒子面、老玉米、红薯这些粗细粮搭配营养最合适，有明显的蛋白质互补作用，能提高蛋白质利用率，还有维生素、微量元素、纤维素的互补效益。2004 年，全世界评选十大健康食品，头一个就是红薯。你就是再有钱，永远都别忘了小米、燕麦、南瓜、红薯、老玉米这些东西。因为粗粮含的纤维素、维生素比细粮多得多。

吃过多甜食对健康不利。据我国 10 个南北城市人群 9 年前瞻性研究，分别每日平均多吃 50 克肉、蛋或糕点，则血胆固醇分别平均升高 9 毫克/分升、31 毫克/分升和 22 毫克/分升。可见蛋类对胆固醇影响最大，糕点次之，肉类最小。根据实际调查，我国人群食糖消耗量远低于西方国家，目前尚未达到“过食”程度。

“三四五顿”是指每天吃饭的次数，即在总量控制下，少食多餐。仅仅少量多餐这一饮食习惯本身，就可以相当有效地预防糖尿病、高血脂。在每日摄取量不变的情况下，早中餐比例大，有利于降血脂、减体重，晚餐所占比例大则相反。少量多餐可使血糖波动幅度及胰岛素分泌幅度变化趋缓。对于超重者，应当早餐占 40%，午餐占 40%，晚餐占 20%，有助于降血脂减肥。

最后是“七八分饱”。吃饭七八分饱是最好的习惯，因为要留二三分底，千万不要吃得太饱。请大家无论如何记得吃饭一定要七八分饱，记住这一句话就可以延年益寿，这句话非常重要。

日本也应用“若要身体安，三分饥和寒”这个原理。冬天，日本的小学下午最后一节课，让小男孩穿短裤，小女孩穿裙子，在雪地里跑，激发他们生命的潜力。

在我们小时候，在福建，不知道什么叫吃饱饭，吃饱饭的味道都不知道。现在的小孩吃饱了，都不知道饿了，这样的孩子不行，饱食终日，无所用心，所以孩子一个不如一个。实际上要让孩子聪明起来很简单，一饿，孩子立刻就聪明了。穷人的孩子早当家，孩子一饿，回家翻箱倒柜找吃的，生的都会做成熟的。马戏团训练小动物表演也是让它饿着，表演一个动作给一些吃的。要是喂饱了，它们就不表演了。

## 五：500 克新鲜蔬菜和水果

合理膳食中的“五”是什么意思呢？就是每日进食 500 克新鲜蔬菜和水果。营养学家建议：每日进食 400 克蔬菜和 100 克水果。

新鲜蔬菜和水果除了可补充维生素、微量元素、纤维素之外，业已证明它的另一个特殊作用，在预防结肠癌、乳腺癌、前列腺癌、胃癌、降脂减肥、保持健美身材、防治便秘，以及头痛、失眠、心血管病突发事件方面，均有不可替代的益处。有研究表明，仅每日进食 500 克蔬菜和水果一项，就可使肿瘤发病率下降 1/3 以上。

吃水果养生的最佳时间是饭前 1 小时，因为水果属生食，吃生食后再进熟食，体内白细胞就不会增多，有利于保护人体免疫系统。

## 红：西红柿或一二两红酒

餐桌上的“红”，首先是指一天要吃 1 个西红柿。特别提醒男同志，每天吃 1～2 个西红柿，可使前列腺癌减少 45%。西红柿做菜熟吃更好，因为西红柿里的番红素是脂溶性的。

另外，如果是健康人，无禁忌症，每日可喝点红葡萄酒、白葡萄酒，绍兴酒、加饭酒、米酒也可以。例如红葡萄酒 50～100 毫升，有助于升高高密度脂蛋白胆固醇及活血化瘀，减少中老年人动脉粥样硬化。西方 27 个工业化国家流行病学研究表明：冠心病病死率的高低，与葡萄酒的消费成反比。法国人有饮葡萄酒的习惯，其冠心病仅为美国的1/3。

如果一个人早上起床精神不好，整天浑身不舒服，白天上班挨领导批评心里难受，该怎么办呢？情绪激动不要紧，回家做饭时，菜里放上五到十个红辣椒，越辣越好。这个菜吃下去一个钟头，头不疼了，精神也好了，心情也愉快了。这是什么道理呢？因为红辣椒里含有内啡肽，吃点红辣椒可以改善情绪，减轻焦虑，可以使人精神愉快。

## 黄：黄色蔬菜瓜果

餐桌上的“黄”是指黄色蔬菜，例如胡萝卜、红薯、南瓜、玉米等，其营养素多，内含丰富的类胡萝卜素，能在体内转化成维生素A。

中国人的膳食中普遍缺钙、胡萝卜素和维生素A。缺少了会导致免疫力下降，小孩容易感冒发烧，患扁桃腺炎，引起消化道感染；中年人容易得癌症，动脉硬化；老年人眼发花，视力模糊。补充维生素A，可以使儿童、成人提高免疫能力，增强抵抗力；使老人视力改善，视网膜好；减少感染和肿瘤发病机会。维生素A在什么地方多呢？最多的是胡萝卜、西瓜、红薯、老玉米、南瓜、红辣椒，或者干脆说是由红黄色的蔬菜在体内转化而成。红黄色的蔬菜所含的维生素A多。

## 绿：绿茶和绿色蔬菜

绿茶是当之无愧的健康天使，也是大自然的恩赐。茶是大自然对华夏大地炎黄子孙的特别眷顾，又是炎黄子孙对全人类的特别贡献。

“茶”字的结构从“草”又从“木”。因为茶树有小型的灌木型，小叶种，生于江北、江南、东南各省，适于制成不发酵的绿茶。另一种高大的乔木型的大茶树，生于云南、四川一带，适于制成不发酵的红茶。故“茶”字兼顾草本和木本，古人造字的智慧可见一斑。而民间的解释又另有一番情趣，福建武夷山民对旅游者说：我们这里把长寿称作“茶寿”，因为喝茶就能长寿，“茶”字就是一百零八的意思，茶字上面是艹，下面是八十八，加起来就是一百零八。“米”寿表示吃米，即粗食淡饭就能八十八岁。而“茶”寿表示闲来加上饮茶、品茶，便能活到一百零八岁。什么原因呢？因为饮茶是一种文化和生活情趣。茶有些苦，但苦后却能品味出甜来，又渐入淡味，恰如人生的旅程，先苦后甜又归平淡，颇有点哲理。饮茶使人淡泊悠闲、清高优雅，有助心灵摆脱世俗物欲的困扰，这也正是健康长寿的秘诀。

绿茶是通往全面健康的金桥。中国特色的饮茶与茶艺对于健康的生理、心理、社会人际适应和精神道德四个层次正好有多层次、全方位的良好作用，超过目前任何已知的单一的保健品、维生素、矿物质或运动、心理调适等方法的效果。因此，只有茶文化才是全面体现物质与精神、全方位的健康治本之道。

茶之所以有保健作用，是由它含有的特殊成分所决定的。据测定，茶叶中的化学成分达300多种，包括生物碱、维生素、氨基酸、茶多酚、矿物质、脂多糖等。这些成分有的能防病治病，有的有营养保健功能，有的兼而有之。茶叶中最重要的生理活性物质是生物碱，主要有3种：咖啡碱约1%～5%，茶碱0.05%左右，可可碱0.002%左右。其中咖啡碱的作用最关键。咖啡碱对人的神经系统有广泛的兴奋作用。饮茶后，首先是兴奋大脑皮层（小剂量50～200毫克，每杯茶约含100毫克咖啡碱），即可出现精神兴奋，思维活跃，提高对外界的感受性，消除瞌睡和减少疲乏。在著名的犬条件反射实验中，能增加唾液分泌量及缩小反射的潜伏期，而不破坏对阴性刺激的鉴别能力。这表明饮茶和饮酒不同，饮茶时能保持清醒的理智和自控能力，使人睿智和有风度，与酒后多言失态截然不同。咖啡碱具有强心、消化、解毒、利尿作用，可缓解酒精、催眠药、吗啡、安眠药引起的中枢抑制。

茶还含有十余种水溶性和脂溶性维生素。每百克茶叶中含维生素C为100～500毫克，绿茶的含量比红茶高。维生素C能帮助胆固醇转变为胆汁酸，既有助于降胆固醇又有助于防止胆结石形成。维生素C又是解毒、防辐射、防重金属伤害、防疲劳和防感染的能手，并能抑制最终致癌物的形成和癌细胞的增殖。最近《美国国家科学院学报》上发表报告称，对在4周的实验期内，每天喝5小杯茶或5小杯咖啡的实验人员的检测表明：喝茶者，T细胞分泌的抗病物质增多，抗细菌和抗病毒能力增强；而喝咖啡者没有变化，原因是茶叶中含有的L—茶氨酸能提高人体免疫细胞的机能。

茶叶中还含有20%～30%的茶多酚类化合物，能促进脂类化合物从粪便中排出，降低血胆固醇，有助减肥和防治动脉粥状硬化。绿茶中的儿茶素含量最高，乌龙茶为绿茶的41%，而红茶仅为13%，原因与发酵程度有关。茶叶中热量很少，而两杯某种时尚品牌的咖啡含的热量相当于一个汉堡包。另外茶叶中还有2%～5%的氨基酸，有些是十分宝贵的，人体自身不能合成的，有很重要的生理功能。茶叶中还有40余种矿物质元素，比如锌，对青少年的体格发育、智力发育和成人的性腺机能都有重要作用。

茶叶除了许多药理作用外，更重要的健康作用表现在心理、社会和心灵方面。饮茶是一种格调高雅的文化，要有平和的心态和优雅的环境，中国的“茶德”讲究的是“廉、美、和、静”，日本的“茶道”讲究的是“清、静、和、寂”，我国台湾省的“紫藤茶艺”讲究“正、静、清、圆”。国学大师钱穆先生认为中华文化对世界人类最大的贡献在于“天人合一”的哲学思想，而茶文化是最能具体体现这一古老思想的载体，又是最能体现最新的全面健康观念的载体，圆满地诠释了“最古老的正是最现代的”哲学观点。

日常生活中，中国人讲究以茶待客，以茶怡情，“寒夜客来茶当酒”，从“柴米油盐酱醋茶”到“琴棋书画诗曲茶”可以看出，无论是物质生活还是精神生活，自古就离不开茶。《琵琶行》中“商人重利轻别离，前月浮梁买茶去”，老舍的名著《茶馆》浓缩了当时整整一个社会，并使话剧走出国门，鲁迅的小说《药》也是以茶馆为背景。

饮茶与饮酒、喝咖啡不同，是在一种清新幽雅、淡泊宁静的气氛中进行。一杯清茶，坦诚相见，给人一种缓和情绪、松弛精神、冷静理智的休闲。灯红酒绿的气氛和盛宴造成的“现代病”与饮茶的宁静淡泊和保健作用恰恰形成鲜明的对比。饮茶能使许多争端、烦恼都烟消云散，使人得到六根清净的解脱，因此历代都将饮茶与打禅联系在一起，喻“饮茶为生活中小禅”。典型例子就是绍兴人的“吃讲茶”，许许多多民事邻里纠纷，都可以在茶馆里“吃茶讲理”并邀请“店主”裁决，在静穆的氛围中，在平和的心态下，品味苦涩的茶水，许多事都能化干戈为玉帛，起到和睦邻里、安定社会的作用。近来，茶与生物钟节律、老人饮茶的特殊效果的研究正方兴未艾。

茶源于中国，饮茶习惯盛行于中国，茶艺的“清静内省”、“冲淡平和”的精神与中国民情、民性也相得益彰，饮茶的全方位健康理念正符合 21 世纪世界最新健康潮流，相信源远流长、博大精深的中国茶文化必将在新世纪发出更加夺目的光辉。

### 白：燕麦粉、燕麦片

白指燕麦粉、燕麦片。

燕麦保健作用的发现，源于 1963 年美国农业部对

37 种农产品保健作用的研究，结果发现燕麦保健作用最为理想。经动物试验、人体志愿者试验和流行病学研究，均表明燕麦有恒定、良好的降血脂作用。此后，燕麦即作为保健食品而风行世界各地。燕麦粥不但降胆固醇、甘油三酯，还对糖尿病、减肥特别好。特别是燕麦通大便，很多老年人大便干，造成脑血管意外，常吃燕麦，可以有效治疗便秘。

老年人服燕麦粥时，水宜多放。煮开后用文火再煮约 10 分钟，此时若再加入牛奶，烧开即可食用，这样既可降血脂，又能补钙，一举两得。

## 黑：黑木耳

餐桌上的“黑”是指黑木耳。

黑木耳这个东西特别好，它可以降低血黏度，可使血液变稀释，不容易得脑血栓，也不容易得冠心病。

现在很多老年人得血管性痴呆症，这种痴呆症是很多细小的毛细管堵塞了，不是一根大的堵塞。突然堵塞，半身不遂，破了就脑出血；细小的毛细管慢慢地堵塞，最后脑子不行了，傻了，记忆没有了。这种情况大多数是因为血黏度太高造成的。可以一天吃 5～10 克黑木耳，相当于 1 斤黑木耳要吃 50～100 天。每天一次吃一点，做汤做菜都可以。

## 什么都吃，适可而止

一个冠心病病人请教医生说，大夫，我饮食上应注意些什么呢？大夫问他，那你平常喜欢吃什么？病人说了，我平时最喜欢吃的，就是东坡肘子、南京板鸭和猪头肉。医生马上就说，那不行。为什么？因为这些东西脂肪太高。病人又问，那我吃点西红柿炒鸡蛋行吗？那更不行。鸡蛋胆固醇高。那猪肝呢？猪肝绝对不行，猪肝胆固醇也高，脂肪也多。那我吃个西瓜行吗？西瓜也不行，西瓜糖分多。那就吃香蕉吧。香蕉更不行了。香蕉热量大。那我吃桃子吧。桃子也不行，桃子热量大，糖分也多。最后病人说，医生啊，照你这样说，我活下去还有什么意思呢？

病人这样一来，觉得什么都不能吃了，就来找我，说洪教授，我想请教一下，我在饮食上该注意什么。我告诉他，你记得两句话就可以了。第一句：什么都吃。你喜欢吃什么你就吃什么，你想吃什么你就吃什么。就一样不能吃，国家法律规定的保护动物不能吃，国家珍稀动物不能吃，野生动物别吃。别的什么都能吃。

但是第二句话更重要，第二句话就是：适可而止。

七八分饱，百岁不老。什么都尝一点可以，东坡肘子可以吃，你每天顿顿都来就不行了。掌握这点很重要。

有一个科学院的院士，很有钱，住花园洋房，有司机、保姆。可一检查不得了，营养不良，贫血。很奇怪，这么有钱的人还贫血，那我们这些人还怎么活啊！什么道理呢？原来他在医院检查胆固醇高，大夫给他列了个单子，有 20 多种东西不能吃；血糖高，又一张单子，40 多种东西不能吃，加起来有 60 多种东西不能吃，那还能不贫血？

中国营养学会制定了一个中国人的合理膳食指南，八条指南里头一条，食物多样化，食物的种类、品种越多，越杂，越好。一个人所需要的营养素至少 42 种，分成十七类七个大类。没有一种单独的食物——猪肉、青菜或者鸡蛋，没有一种食物能够满足人体全部的 42 种营养素，因此食物必须互补。粗食、细粮、蔬菜、水果、肉、鱼、蛋、奶，各色各样，每种它有不同营养，它有不同的补充。

2004 年国务院办公厅公布了一个数据，我们中国人，现在一部分人偏食，结果缺钙、缺锌、缺碘。一部分人贪食，吃多了，结果糖尿病、脂肪肝、高血压。中国的营养问题就两句话，要么偏食，缺钙、缺铁、贫血；要么贪食，肥胖、脂肪肝、胆固醇高。只要不偏食、不贪食，基本上就没有什么问题。

七八分饱，不但对身体有好处，对智力发育也有好处。

人不能单纯吃素，尤其是孕妇，如果单纯吃素，胎儿畸形的概率大大增加，很多怪病都是营养不均衡造成的。所以要均衡膳食。

什么都吃，种类越杂越多越好。这样的人癌症最少。为什么呢？因为我们现在没有办法治癌，而食物中有些天然的防癌物质。什么大蒜、洋葱、西红柿、胡萝卜、绿茶，很多青菜，这些里头都有天然的抗癌的东西。

## 走出喝汤的误区

喝汤的好处很多，所以餐桌上的汤是全世界老百姓的共同爱好。不少国家还有自己的“名汤”，例如俄国的罗宋汤，美国的咖喱牛肉汤，日本的海带汤……我国则在不同地域、不同季节有喝不同汤的习惯，诸如老鸭汤、黄豆小排汤、荠菜豆腐汤等。因为喝汤是每个人的习惯，似乎没有什么学问，但有不少误区，让我们一一道来。

喝汤不吃渣——有人做过检验，用鱼、鸡、牛肉等不同含高蛋白质原料的食品煮6小时后，看上去汤已很浓，但蛋白质的溶出率只有6％～15％，还有85％以上的蛋白质仍留在“渣”中。其实经过长时间烧煮的汤，其“渣”吃口虽不是最好，但其中的肽类、氨基酸更利于人体的消化吸收。因此，除了吃流质食物的人以外，应提倡将汤与内容物一起吃下去。

爱喝“独味汤”——每种食品所含的营养素都是不全面的，即使是鲜味极佳的富含氨基酸的“浓汤”，仍会缺少若干人体不能自行合成的必需氨基酸、多种矿物质和维生素。因此，提倡用几种动物与植物性食品混合煮汤，不但可使鲜味互相叠加，也使营养更全面。

喝太烫的汤——有百害而无一利，喝50℃以下的汤更适宜。有的人喜欢喝滚烫的汤，其实人的口腔、食道、胃黏膜最高只能忍受60℃的温度，超过此温度则会造成黏膜烫伤。虽然烫伤后人体皮肤有自行修复的功能，但反复损伤极易导致上消化道黏膜恶变，经过调查，喜喝烫食者食道癌高发。

饭后才喝汤——这是一种有损健康的吃法。因为最后喝下的汤会把原来已被消化液混合得很好的食糜稀释，势必影响食物的消化吸收。正确的吃法是饭前先喝几口汤，将口腔、食道先润滑一下，以减少干硬食品对消化道黏膜的不良刺激，并促进消化腺分泌，起到开胃的作用。饭中适量喝汤也有利于食物与消化腺的搅拌混合。

汤水泡米饭——这种习惯非常不好。日久天长，还会使自己的消化功能减退，甚至导致胃病。这是因为人体在消化食物中，需咀嚼较长时间，唾液分泌量也较多，这样有利于润滑和吞咽食物；汤与饭混在一起吃，食物在口腔中没有被嚼烂，就与汤一道进了胃里。这不仅使人“食不甘味”，而且舌头上的味觉神经没有得到充分刺激，胃和胰脏产生的消化液不多，并且还被汤冲淡，吃下去的食物不能得到很好的消化吸收，时间长了，便会导致胃病。

## 常喝五色保健汤

那么，什么汤好呢？

以清淡，营养均匀，低热量的蔬菜汤最好。我在中央电视台《健康之路》和《一年又一年》的年夜饭节目中介绍过一种“保健汤”。红——西红柿、红柿椒；黄——半个鸡蛋、胡萝卜、嫩玉米；绿——各种绿叶蔬菜，色深的蔬菜更好；白——南豆腐；黑——黑木耳或蘑菇。也可加入少许肉末、肉片、调味品，做成羹汤，根据个人爱好，随意做成各种花样。饮食是一种文化，科学的饮食不但让你吃出营养，吃出美味，还能吃出健康。让我们开始吧！饭前喝汤，苗条健康——一个苗条的世界就是一个更健康美好的世界。

## 健康用油“三主张”

大家一日三餐，无论口味如何改变，食用油总是少不了的用料。

据中国营养学会推荐，日常烹饪用油在25克/日左右为宜，但调查表明，大城市居民用油量已达80克/日。

使用食用油不合理，会引起身体很大麻烦。首先会引起肥胖，二是用油比例不合适，还会使血胆固醇增高。而猪油等动物油脂和黄油都属于饱和脂肪酸，一旦食用过多，使“坏胆固醇”即低密度脂蛋白胆固醇增高，将直接导致动脉粥样斑块形成。所以人们应尽量少食含饱和脂肪酸的油脂。

上世纪五六十年代，有一项著名的七国研究，证明了西方七国居民，不论种族，膳食中的动物脂肪和胆固醇摄入量与居民血胆固醇浓度和冠心病发病率呈正相关，即脂肪摄入越多，冠心病越多，但唯独地中海地区居民因“地中海膳食”中的大量橄榄油而始终保持冠心病的低发病率，原因与橄榄油中的大量单不饱和脂肪酸有关。而70年代，日本也做过一个研究，叫“日本移民”，都是日本人，一组是东京的日本人，一组是美国加州旧金山日本人，一组是夏威夷日本人。东京日本人是东方膳食，加州的是西方膳食，夏威夷的是东西方混合膳食。结果东方膳食的东京日本人血胆固醇最低，冠心病最少；西方膳食的旧金山日本人，血胆固醇最高，冠心病最高；而夏威夷介于东西方膳食之间的日本人，冠心病也居中。因此证明，同一个种族的人，膳食脂肪含量与冠心病也是息息相关的。

那么，我们应该如何用油呢？这里介绍三种简单的办法。

（1）减半使用。

指传统用油量要减半。大家现在的每日用油量为80克，如果按照营养学家建议的每人每日25克，可能会有很大一部分人不适应，改不了，因此可以先减一半，血脂高的人减三分之二。

（2）搭配合理。

在日常生活中，动物油与植物油的比例应为：三分之一动物油，三分之二植物油。

植物油的搭配也要合理，要含有多不饱和脂肪酸和单不饱和脂肪酸，使营养全面。另外，每种食用油所含各种脂肪酸比例都不相同，因此需要有针对性地合理选择多种食用油搭配使用，才能提供人体所需的均衡营养。我们在日常用油时，应适当搭配一些高端食用油，如红花子油、橄榄油、核桃油、山茶子油等，比如我们每买3斤的花生油，就要换着用1斤核桃油。人体的大脑细胞、神经系统发育都需要这种含有大量不饱和脂肪酸的食用油。

（3）低温食用。

指做菜用油时要注意温度，以不超过3成热油温（90℃）为佳。高温油氧化快，营养会被破坏。氧化后会产生过氧化物和一些致癌物质，过氧化物会影响人体心血管功能。

## 适量运动“三五七”

### 运动是最好的安定剂

医学之父、古希腊名医希波克拉底说过：“阳光、空气、水和运动，是生命和健康的源泉。”这句话传诵了 2500 年。就是说，你要想得到健康，运动同阳光、空气和水是一样重要的，由此即可看出运动的重要性。

古往今来，不知多少人梦寐以求地追求健康和长寿，但总是失之交臂。原因是他们花费高昂的代价追求奢侈豪华，却忘记了“生命在于运动”这一最朴素的真理。

在古代奥林匹克运动的发源地、世界文明古国之一的古希腊，人们自古以来崇尚体育运动和人体的自然美，不论绘画或雕塑，处处洋溢着青春活力和至纯至善的美。在阳光明媚、蓝蓝的爱琴海旁的山崖上，至今保留着古代的岩刻：“您想变得健康吗？您就跑步吧。您想变得聪明吗？您就跑步吧。您想变得美丽吗？您就跑步吧。”

不仅如此，医学流行病学的研究也反复证明：体育运动能够改善生活质量，提高人类寿命，并在很大程度上有效地预防高血压、冠状动脉硬化性心脏病、脑卒中、非胰岛素依赖性糖尿病、骨质疏松症、结肠癌、乳腺癌等主要慢性非传染性疾病；运动还有减肥功能和调整神经系统功能的作用。

生命在于运动——这是一个永不过时的口号。坚持锻炼有利于健康，它可使您的血液变得“富有”，血管富有弹性，肺活量增加，心肌更加强壮，心率降低，骨骼密度增强，血压降低；还可以控制体重，使形体更趋健美，预防肥胖；还能提高机体工作能力的耐力，激发和增强机体免疫力，改善不良情绪。

更为重要的是，积极运动的人，外表和身体机能都处于良好状态，性格开朗，对生活充满信心。18 世纪一位法国医生讲过："运动可以代替药物，但没有一样药物可以代替运动。"怀特博士还曾指出："运动是最好的安定剂。"因此，我们一定要做到适量运动，并贵在持之以恒。

## 运动是观念问题，不是时间问题

有次我在中央电视台《实话实说》做节目，有个同志站起来说，洪教授你讲得很好，但我有一个问题。我倒是想运动，我是个白领，工作非常紧张，根本没有时间运动，你说我该怎么办？我跟他说，我告诉你，实话实说吧，一个人运动不运动，跟时间丝毫没有关系，运动不运动是观念问题，不是时间问题。你说你工作忙，现在谁工作不忙？我告诉你，你说你再忙，你敢说比邓小平同志还忙吗？邓小平同志还每天坚持走路，还经常游泳，还能打打桥牌，还能在家里抱抱孩子。你说你工作忙，你敢说你比布什总统还忙吗？布什当总统时每天运动一小时，他公开号召美国成年人每天至少运动一小时，青少年每天至少运动两小时。他自己带头从白宫跑 5000 米，27 分钟跑完，第 26 名，前面都是警卫员呀。你说你忙，你敢说你有新加坡总理吴作栋忙吗？吴作栋当总理时每天做操每天跑步啊。有一次八国峰会，早上很有意思。布莱尔做操，布什跑步，普京打拳。你就是一个白领，怎么就比人家国家领导人还忙啊？我告诉你吧，你是没有运动观念，你有空就看电视、玩游戏机、嗑瓜子、聊天，你没有运动观念，你就是有空也不运动。

我上班时间就经常站起来，深呼吸，做做扩胸运动，还有小燕飞的动作。我每天都坚持走路。冬天走一个小时，上午半小时，下午半小时。夏天走路两小时，上午下午半小时，晚上一小时。每天其实我就是走路。走路是世界上最好的运动。

现在很多人都有颈椎病，苦不堪言。其实非常简单的，天天运动一两分钟，就能预防颈椎病，效果还非常好。你要想运动，非常简单，下蹲十几次，深呼吸几次，挺胸，再做一些保护关节的动作，要不了一分钟两分钟。

## 亿万富翁还不如乞丐

有两个美籍华人律师，来到中国从事一个国际法的合作项目，中国给他们高工资。一个50多岁，每个小时工资3000多元；一个年轻点，一小时2000多元。他们身体都不好，因为忙，天天忙，没时间运动，冠心病、糖尿病都有。年纪大的这位怎么治病呢？他一个电话打到美国，都是找美国的冠心病专家、糖尿病专家治病，坐飞机到美国去治，还是治不好。最后到北京来找我，说：我现在该怎么办？我说，你这个病为什么治不好，是因为生活太紧张，压力太大。你这边白天忙，到了夜晚，美国那边正好白天，还得忙。他说我也没办法，工作实在太忙。你讲的话我都知道，但是我做不到，实在做不到。结果有一天他早上起来，上洗手间，跌了一下，当时就梗死，一句话也没留下。

年轻的那位听说这事以后，平常也是怎么也不运动的，这次一下子就有时间运动了。他心想：原来健康这么重要，生命这么脆弱。人说死就死了，死亡就在身边啊。他发现亿万富翁有时其实还不如乞丐呢。结果突然顿悟，健康最最重要。从第二天开始，每天两小时运动。无论什么时间出差，羽毛球拍、游泳裤都带上，两小时运动一定不变。我想，如果50多岁那位不死，年轻的这位也会永远忙啊忙啊，永远没有时间运动。

运动最大的好处是延缓衰老，延缓动脉硬化。

如果能坚持走路 20 年、50 年，就有可能做到 50 年体重不变。我个人就基本上做到 40 年不变。我大学毕业 43 年了，现在体重是 64 公斤，40 多年体重变化不大，血压不变，心态不变。如果我们保养得好，完全可以做到体重、血压 10 年 20 年甚至 50 年不变。

## “健康老人”死得惨

有一位健康老人，70 多岁，死得很惨。健康老人怎么会死得很惨呢？心理不健康。他老想炫耀，自己的身体比谁的都好。结果有一天到什刹海，人家说这是个健康老人，当时有个小伙子很刺头，说你既然是个健康老人，那咱们来赛一赛，比比谁行。小伙子每天练俯卧撑，能做 100 多个，一点问题都没有。你 70 多岁了，虽然是健康老人，人家 20 多岁，你怎么能比呢？结果老人真的比了，他做了 20 多个，就很吃力；30 多个时不行了，汗出来了，满头是汗。本来应该歇歇的，但大家起哄叫好加油，结果做到 50 多个，咔嚓一下躺下来，死了。我们运动不是为了争强好胜，不能攀比，每个人得根据自己的情况适量运动，这才是健康。

## 最好的运动是步行

走路可以减少糖尿病，走路可以降低高血脂，走路可以使动脉硬化变软，走路可以使脑子清楚，走路不容易摔跤，走路可防止痴呆，走路使人愉快……走路的好处多得不得了。

对于中老年人来说，一般不提倡举重、角力、百米赛等无氧代谢运动，而提倡以大肌群运动为特征的有氧代谢运动，例如步行、慢跑、游泳、骑自行车、登山、球类、健身操等，个人可随意选择。

经过大量的科学研究，1992 年，世界卫生组织指出：步行是世界上最好的运动。因为人类花了 300 万年，从猿到人，整个人的身体结构是步行进化的结果，所以人体的解剖和生理结构最适合步行。而且，走路运动简单易行，还不用花钱。

20 世纪 20 年代初，美国心脏学会奠基人、著名的心脏病学家，几任美国总统的保健医生怀特博士第一个提出：从进化论角度看，步行是人类最好的运动，对健康有特殊益处。他创造性地将步行锻炼作为心脏病人和心肌梗死后康复治疗的方法，并取得良好效果。他建议健康成人应每日步行锻炼，并作为一种规律性的终身运动方式。他的权威性科学论著作为教科书影响了整整几代人。怀特博士曾经引用西方谚语："没有紧张，没有烦恼，就没有高血压。"他80多岁来中国时，住在12层楼，上下不乘电梯，每日步行活动。作为一代名医，其言行风格堪称典范。

通过对1645名65岁以上老人的前瞻性研究发现：与每周步行少于1小时的老人相比，每周步行4小时以上者，其心血管病住院率减少69%，病死率减少73%。步行应成为中老年人良好的保健运动，是心血管病有效的预防措施。

在这里，我还要强调一条：动脉硬化是可预防的，动脉硬化从无到有，亦能从有到无，是可逆变化的。1960年我当实习医生的时候，老师告诉我，动脉一旦硬化，就不能逆转。到最近科学家才证实，动脉硬化在一定程度上是可逆的过程，虽不能彻底消退。走路就是使动脉粥样硬化斑块变稳定和消退的最有效的方法。研究证明：只要步行坚持一年以上，就有助硬化斑块消退。经过步行运动锻炼，对降低血压、降低胆固醇、降低体重都很好。过量运动有时会造成猝死，很危险，步行运动最合适。

我们有个书记，65岁离休，一身是病。今年72岁，他碰到我说，老洪，你那套还真的非常好，我现在都照着做。他每天做的一件事，就是每天用一个半小时走路，从安贞医院走到亚运村，在里面走两圈，再走回来。晚上走一个小时。一天两个半小时走下来，72 岁的身体竟然比 60 岁时好得多，心功能改善了，心电图改变了，也不贫血了。62 岁一身是病，72 岁更健康，他相信，练到 82 岁还跟 72 岁这么好，92 岁也一样。

目前，仅在北美洲，就有 8000 万人参加步行运动；在欧洲，步行运动、徒步旅行日益成为现代人的生活方式。

## 适量步行才健康

怎么步行最好呢？3 个字：三、五、七。掌握这 3 个字的运动通常是安全的。

“三”指最好每天步行约 3 公里，时间在 30 分钟以上。

“五”指每周运动 5 次左右，只有有规律的健身运动才能有效。

“七”指运动的适量。那么，什么叫适量呢？就是有氧运动强度以“运动后心率＋年龄＝170 左右”为宜。这相当于一般人中等强度的运动。比如说我 50 岁，运动后心率达到 120 次/分钟，50＋120＝170。如果身体素质好，有运动基础，可以多一些，例如可达 190 左右；身体差可以少一些，年龄加心率达到 150 左右即可。总之，步行运动要量力而行，否则会产生无氧代谢，导致不良影响或意外。

最近有个资料，老年分两组，一组就是一天平均走 4.2 公里，一组就是基本上不走路。结果发现：走 4.2 公里这组老年人病死率、冠心病发病率比不走路那组下降 60％。这是步行走路的好处啊。

据报道：雷洁琼 95 岁时，电视台采访她，问她如何能做到身体这样好，她说唯一的爱好就是天天走路。

北京南池子东华门边上有个庙叫做普渡寺。20 世纪 60 年代，那里住着一个道士，他很穷，民政部门每月给他 15 元的生活补助（现在补助多了一点）。他没有工作，也没有孩子，什么都没有，就一个人。从理论上讲，又穷又孤独的应该死得很快。但这道士有一个特点，就是每天早上一起来，便拄着拐棍，从东华门走到建国门，完了又从建国门绕回来，两个小时，一年四季天天走。那个寺庙还有许多房子，原来这些房子住着一些名人，现在这么几十年下来，很多人不知道哪去了，唯独这个道士耄耋之年还生活得好好的。他其实并没什么很好的营养或者吃很好的东西，就是每天早上起来棍子一拿就走了。两个小时，就这么简单，但一直坚持，到现在身体非常好。

步行运动坚持下去，可以代替很多保健品。我调查一些人，只要每天走路基本上不会那么快衰老。最近跟我拍电视的病人也是那样，比十几年前看起来年轻多了。他钱多了吗？没有。地位高了吗？也不高。他就是跟他老伴每天一起走路。走路可以减少糖尿病的发病，走路可以降低高血脂，走路可以使动脉硬化变软化，走路可以使脑子清楚，走路不容易摔跤，走路可防止痴呆，走路使人愉快……走路的好处多得不得了。

## 冬季锻炼防误区

运动是健康四大基石之一，其重要性自不待言。但运动又是一把双刃剑，过量或不适宜的运动又能伤害身体，甚或造成猝死，在冬天的晨练中尤为突出，不可不防。冬练应注意以下几点：

（1）季节适应。

深秋初冬，天气乍寒，尤其是大风过境，寒流降温时，一些人对寒冷的“应激反应”强烈，表现为交感神经兴奋，血压升高，心率加快，皮肤微小血管收缩，容易造成心血管意外。一般经过 4～6 周后，进入真正的冬天，机体适应了低温，反倒相对安全些了，这就是“冷习服”过程。

（2）温度与风力。

据北京市 74 万人心血管病 10 年监测结果显示，北京市的急性心肌梗死与脑卒中都是与平均温度成典型性逆向相关，即平均温度越低，则急性心肌梗死与脑卒中发病率越高。研究表明：当从室内走到室外，受 0℃以下的冷空气直吹面部，可立即引起冠状动脉痉挛和血压升高，造成心绞痛发作。因此除做好戴帽、围巾、手套等保暖防护外，过冷的天气，患心脑血管病的同志不宜外出。另外风力可加大低温的冷效应，也应同时考虑。

（3）生物钟节律。

按生物钟现象，人体在下午 4 点到 6 点，心血管功能处于最佳状态，其次为上午 10 点以后，最差是早晨 6 点到 9 点。因此，如果健康状况良好，则一天的任何时候运动都可以，如果有心血管疾病，如高血压、冠心病、心绞痛、心功能不全，则宜选在下午 4 点到 6 点活动，或在上午 10 点以后外出，尽量不要凌晨冬练，因为这时交感神经张力急剧升高，心血管负担最重。大雾天气不仅空气污染重，且湿度过高也使空气中氧含量相对变少，也不宜晨练。

（4）运动量。

冷天本已使机体耗氧量增多，凌晨又是危险时刻，因此这时候的运动量要相应减少，不然容易使有氧运动变成无氧运动，结果适得其反。

（5）饮食调养。

提高机体防寒能力的饮食原则是高蛋白、高热量及充足水分。蛋白质有一种特殊热动力作用，使机体不怕冷。充足的水分能保证机体有良好的循环，不易冻伤。机体是否缺水，可看晨尿颜色，如呈黄色就是缺水，如颜色很淡，就是正常；也可测尿量，如每日在1500毫升以上就属正常。总之一句话，就是冬练期间要吃好喝足。

中老年人，尤其是合并心血管病患者要谨防心性猝死，其中最常见的就是“冬日猝死三联征”，即“冬天、凌晨、扫雪”，这三者的每一项都是增加心肌耗氧的。如果合并在一起，就构成很大的危险，切须注意，谨防万一。

## 戒烟限酒“五一五”

### 吸烟是死亡的“加速器”

吸烟是20世纪人类最大的公害，它所造成的健康、生命、经济和社会的损失已是罄竹难书。据各国研究，每1元的烟税收入就有1.2～1.4元的相应损失，因此，如果有2000亿元的烟税收入就意味着2400亿元～2800亿元的损失。单就巨额经济损失而言，尽管让人痛心，但终究是有限的。而吸烟带来的疾病、痛苦、早死、精神折磨、生离死别则不仅无法统计，而且真正叫人心碎。英国著名流行病学家皮托博士指出：中国现有20岁以下人口5亿，按现在的吸烟率，将有2亿人成为烟民，其中5000万人将提前死于吸烟导致的相关疾病，这数字接近两次世界大战死亡人数的总和。5000万人早病早死，多么触目惊心！

一位德国科学家在抨击某西方大国向非洲、亚洲穷国出口香烟时说，这是“向穷国出口死亡，是世界级罪犯”。因该国政府在国内号召百姓为了健康不吸烟，使人群吸烟率年年下降，但却向烟草公司大量补贴，鼓励其向穷国经销香烟，使穷国更穷，穷人死得更早，富国赚回了金钱，出口了死亡。

一位跨国烟草公司总裁说得很坦率：我们生产香烟，但不吸烟，香烟是为穷人、愚昧的人、无知的人生产的。一位为烟草公司做巨型广告的酷哥牛仔51岁时死于肺癌，临死前良心发现，声泪俱下向世人痛切忏悔：我为烟草公司做了一辈子广告，我害了自己也害了大家，我后悔。我劝你们：为香烟花钱，不值得；为香烟去死，更不值得。我劝你们不要吸烟。

## 一项历经两年的绝密研究

下面的一段历史小故事相信有助于深化人们对烟草危害的认识。1962年，当时全世界还不知道吸烟有害，英国皇家科学院发表了一份报告首先提出：吸烟有害健康。在当时这是很大的震惊。在一次记者招待会上，有记者问肯尼迪："总统先生，您同意英国皇家医学会发表的吸烟有害健康的文章吗？您的医学顾问同意不同意？如果同意的话政府准备采取什么措施？"这个问题很尖锐，肯尼迪当时想了一下说："现在股市行情低迷，这个问题很敏感，等我一个星期以后回答你。"他回去后立即让卫生总监召集全国最有名望的科学家成立专门的委员会，认真对吸烟问题进行独立的专家研究，以确定吸烟是否有害。

为了表示研究是非常科学、客观、公正、不带任何偏见的，科学家名单由官方科研机构拟完后，需经烟草公司同意方可确认。在全国有威望的150位科学家中，经反复遴选，选出了11位最佳人选。在最后审查中，烟草公司提出组长克里高不合格，因为他两年前曾在一次集会中说过吸烟有害健康，说明他对吸烟已有偏见，必须剔除，最后10位科学家都同意了。经过两年多的独立的、绝密的、不受任何外来干扰的研究，其间资料的传递规格都按军事绝密文件处理。最后的研究结果将在权威的美国华盛顿国会大厅宣布。结论终于出来了，但不敢在星期五宣布，怕引起股市波动，精心选择在星期六，因为这时股市已关闭。宣布时，全场凝神屏息、鸦雀无声——“吸烟有害健康。吸烟是导致肺癌、肺气肿、冠心病的重要独立危险因素，吸烟缩短寿命。”此后30多年来进行的6万余项科研都同样证明了吸烟有害健康。因此，烟草的危害是确凿无疑的，绝非危言耸听。

## 吸烟比赛的奖品是心梗

中央人民广播电台曾报道，解放军英模叶景林为创作评书《回家》，曾一天一夜在小屋里吸烟三至四盒，因肺癌48岁英年早逝。有些年轻人视生命如儿戏，甚至将抽得多作为赌博的筹码。在一个工厂里，几个年轻人打赌，看谁在一小时内烟抽得最多，还得是“大循环”，不是“小循环”。“大循环”就是烟从嘴里进、鼻孔出,“小循环”是哪进哪出。最后一个小伙子以一小时抽掉一包烟的“佳绩”勇夺桂冠,“奖品”是急性心肌梗死，进医院急救才捡回一条命，终身丧失劳动能力。

我们一个研究生专门研究过吸烟，发现一个规律，吸烟量多一倍，危害为四倍。如果每日吸，不超过5支烟，危害很有限，超过5支烟，危害就明显增加。吸烟的危害程度与吸烟量的平方成正比，即吸烟量大一倍，危害达四倍，吸烟量增大两倍，危害达九倍。抽烟的人经济消费也是很可观的。如果一个人每天吸烟花费5元钱，一年就近2000元。这些钱可买一身像样的衣服加一双皮鞋。许多人一辈子吸烟花费加医疗费超过一套中等住房的房价。

## 风雨戒烟路，多少伤心泪

但戒烟又很难，有人说是难于上青天。一项调查表明：吸烟者中，知道吸烟有害者占95%，但愿意戒烟者则为50%。而戒烟成功者仅为5%。其落差之大说明了当今戒烟的难度。1984年我国50万人吸烟调查报告显示我国戒烟率仅为3.85%，其结果与上述调查相近。

与肥胖不同，肥胖者中知道肥胖有害与愿意减肥、减肥成功者之间的人数落差很小，因为人们认为肥胖不美，而吸烟被青少年认为是成熟和帅。

更重要的原因是许多人不相信吸烟有这么大的危害。他们认为吸烟的危害是医生们的夸大宣传而已，在思想上不予理会，等到发现肺癌、冠心病时，后悔已晚。

在我从医 40 余年中，一位肺癌病人临死前求救的眼神、求生的渴望给了我刻骨铭心的记忆。这是一位干部，24 岁开始吸烟，已有 37 年烟龄，越吸越多，一天两包。你说吸烟害人害己，他说吸烟利国利民；你说吸烟导致癌症、肺气肿、冠心病三大害处，他说吸烟健脑、安神，有利人际交往，夏天防蚊，省装纱门。爱人与他讲理，劝说、吵架、打架都一概无效。他最后说：香烟就是我的命，我宁可戒饭也决不戒烟。看来，真是没有办法了。

但奇迹出现了，突然间，他一分钟之内就把 37 年的烟瘾给戒了，什么原因呢？一张 CT 片上显示他已经是晚期肺癌转移了。眼前多美好的世界，但流水落花春去也！在以后 3 个月的日子里，他惋惜、后悔、痛苦、自责、恐惧，但一切都无用了，死神一天天走近，噩梦一天天增多。有一天他用很真诚的眼光、很虔诚的口气对我说："大夫，求求你，救救我吧，救救我吧！我还想活，我不想死。昨天夜里，我梦见一个很可怕的魔鬼，两眼凶光像刀子一样，伸出尖爪直掏我的心脏，我吓醒后一身冷汗，你救救我吧！"手术化疗都没能救他，我的心也像刀扎一样剧痛，我想，任何人只要看一看他的眼睛，接触一下他临走前求救的眼神，任何一个人，只要是有理性，爱自己也爱家人的人，就再也不会吸烟了。

同样是一分钟就戒烟的人还有，那就是列宁。列宁青年时也是吸烟者，一天他妈对他说：家里这么穷，我辛辛苦苦好不容易给别人洗衣换来的钱都被你抽烟抽掉了。列宁听后，二话不说，当即把吸剩下的烟扔到地上，一脚踩灭说："妈，我不吸烟了。"从此列宁终身不吸烟。

因此，戒烟也很容易。悟性高，说戒就戒；悟性低，千说万劝也不戒；但死神一露面，不说话一分钟就自动戒了。

## 女人是戒烟大军的健康力量

女人的教育和女人在社会生活中的地位与作用应大力加强和重视。西方有句谚语："摇摇篮的手管理着世界。”中国也有句俗语：“每个成功男人的背后都有个女人。”都说明了同样的意思。

在男人戒烟的众多原因中，因病而戒烟的均属较年长者。有启发意义的是：妻子劝说丈夫戒烟成功者比父亲加母亲的联合力量还大一倍。这是一个好现象。妇女不仅是健康教育、戒烟运动的生力军，还是家庭和整个社会的重要力量，远超过半边天。

一个健康家庭应当是无烟家庭。吸烟者的家空气是污浊的，二手烟即被动吸烟，危害尤其大。研究表明：吸烟者家中儿童呼吸道感染及哮喘发病率都较高。他们上学时，数学计算能力、记忆力、思维能力均不如其他儿童。更重要的是，吸烟者的妻子肺癌患病率高一倍，患乳腺癌的人也增多。

据 1984 年我国对 50 万吸烟人的抽样调查，男性吸烟率为 61%，女性为 7%，全国平均为 33.8%，属中高水平。但与西方国家不同的是，我国女性吸烟率较低，这对督促男性戒烟以及创建“无烟家庭”更有帮助。

## 控烟的关键在于教育青少年

从人群吸烟的角度看，控烟的根本出路在于教育儿童、青少年从小不吸烟，使烟民后继无人。一项研究表明：对小学四年级学生一次生动的控烟宣传后，他们的日记和作文中，个个天真而又义愤填膺地表示：要和烟草作坚决斗争，不仅自己长大后决不吸烟，而且要加入到控烟的队伍，决不允许香烟再害人。有这样可爱的青少年，不需要太长，只要两代人，我们的世界就将是一个阳光明媚、清洁无烟的世界。

## 每天限5根，不妨试试看

戒烟分两种类型，一种是主动戒烟，病人高高兴兴、真心诚意、心甘情愿、主动戒烟；另一种是被动戒烟，戒烟以后，好的效果不明显，甚至于得癌症更多，死得更快了。为什么？是不是因为抽惯了烟，一戒掉，不习惯，就得病了呢？当然不是。主要原因在于他是被动戒烟，是被迫的、窝囊的戒烟，不是心甘情愿的，所以在情绪上、心理上都是抵触的，郁闷的，效果自然不好。

吸烟的害处已举世公认，越早戒越好。如果一时戒不掉，可以把每天的吸烟量限制在5支以内，这样吸烟的危险度就会小一些。需要提醒的是，患心肌梗死的人吸烟量更要减少，干脆不吸最好。

## 世界风行的“五日戒烟法”

在国际上风行的“五日戒烟法”，经我国引进后试用也取得了良好的效果。自1959年提出至今，各国已有两千余万人用此法戒烟，平均戒烟达37.4%。

“五日戒烟法”采取集体施教，每日授课1小时，座谈、知识讲座、行为矫正指导相结合，学习班结束后随访6个月评价效果。讲课中心的教师以幻灯、投影、座谈等方式帮助学员下定决心，树立恒心戒烟，示范腹式呼吸法，介绍正确的健康生活方式，发挥小组的集体力量，互相鼓励，共同度过“戒烟不知期”，走向成功。

学习过程有三个阶段：

（1）生理准备。

教授腹式呼吸，指导有氧体育运动和放松学习；回避所有能影响戒烟决心的药物与习惯；调整食物结构，增加饮水量，促进体内毒素的排出。

（2）学习准备。

思考吸烟利弊，权衡得失，掌握自我意识的控制能力，摸索一套没有香烟的健康生活模式，选择一个明确的日子突然彻底戒烟。实践证明，这对许多人来说都是一个可取的方法。要充分了解，戒烟中出现的症状是戒烟过程中不可避免的困难，是你身体建立新的平衡信号。回吸只是发展中的一个曲折，而不是最终结果；对某些回吸信号采取积极措施，就可以保持戒烟成果。

（3）社会准备。

找对策回避烟友和吸烟环境；学着抵御烟草的诱惑；与不吸烟者交朋友；从朋友和家人处获得帮助，接受监督；经常发现戒烟在生活中的各种益处。

通过“五日戒烟法”，吸烟者会惊喜地发现自己身心各方面的变化，最大益处莫过于重新获得了自信、自尊、自爱以及对生活和自身的控制。许多人发自内心地说：“我能控制自我，知道如何对待生活了。我摆脱了尼古丁。小烟卷，永远告别了！”

## 烟酒亲兄弟，并非一家人

人们常把烟酒混在一起谈，“烟酒不分家”，以为两者差不多，其实它们有本质的不同。

从历史上看，酒有5000余年历史，在文字出现以前，远古的岩画上已有酒具的图案，而烟是15世纪哥伦布发现美洲新大陆后带回欧洲的，吸烟的盛行只有200余年的历史。从地域上看，世界各古老民族都有自己传统的米酒、果酒，品位特色，五彩缤纷，而烟草则仅此一种，别无分号。从医学上看，酒有广泛的用途，酒与医本是一家，现代医院每天都离不开酒精。烟则有百害而无一利。从文化上看，酒在各国都有丰富多彩、引人入胜的文化人文内涵，帝王将相，才子佳人，风花雪月，情仇爱恨都有酒的故事，而烟则相形见绌，只能甘拜下风。酒的气质和品位是烟所无法比拟的。

## 饮酒文化，源远流长

人是感情动物，有七情六欲，在内外环境压力下，人的感情需要有宣泄释放的途径。酒精的刺激、兴奋、释放和麻醉功能正符合人们的需要。心理人类学家维特·巴诺教授通过对美洲印第安人社群的研究发现，酒的消耗量是一些民族焦虑程度的指标，并认为适用于所有饮酒民族。

大凡人的种种郁闷忧伤，慷慨悲愤，兴奋激动，思念惆怅或亲人相逢，接风饯行，遣忧排愁，贺吉志喜，此时酒作为一种精神载体，其文化与疏导功能是任何其他东西所无法替代的。试想，世上还有什么能把人类的精神、心灵和感情如此酣畅、淋漓尽致地表现出来呢？

“明月几时有，把酒问青天”；“白日放歌须纵酒，青春作伴好还乡”；“人生得意须尽欢，莫使金樽空对月”；“烹羊宰牛且为乐，会须一饮三百杯”；“天生我材必有用，千金散尽还复来”；“葡萄美酒夜光杯，欲饮琵琶马上催”；“醉里挑灯看剑，梦回吹角连营”；“艰难苦恨繁双鬓，潦倒新停浊酒杯”。而“青梅煮酒论英雄”，“杯酒释兵权”，更是在杯酒之间演绎了惊心动魄的历史风云，成为中华民族的优秀文化内容。当然，其中也夹杂一些不良的“醉酒文化”，“今朝有酒今朝醉”、“浩歌一曲酒千钟”、“酒醒还醉醉还醒”，使“酒杯是小，淹死的人比大海还多”，对社会有一定的负面影响。

## 酒是一把“双刃剑”

现代流行病学研究表明：每日饮少量酒能有效地降低高血压病及冠心病的患病率和病死率。适量饮酒能缓解紧张，改善情绪和睡眠，有助于人际交往。

但是，饮酒少量可以，多量不行，以每日不超过15克酒精（这就是“戒烟限酒五一五”中的“一五”）为限。少量饮酒，按国外的标准是30克酒精，按我国标准为15克酒精。这样，葡萄酒、绍兴酒在100毫升以内，60度白酒就是25毫升，如果啤酒就是300毫升。

酒是一把“双刃剑”。少量的酒是健康的朋友，过量饮酒是罪魁祸首。

酒喝多了以后很危险。据国外研究报道，40％的交通事故死亡者、50％的监狱罪犯、25％的重病人都是和酗酒有关的。酗酒还可引起肝硬化、酒精性心脏病、酒精性精神病、脑卒中、肿瘤、帕金森氏综合征以及其他严重的社会问题，例如道德的沦丧。

有的人酗酒后通宵搓麻将打牌，大喜大悲，大吃大喝，触犯了“饱餐、酗酒、激动”三联征，当天激动，当天死亡。

其实，酒精是一种很容易被人体吸收的物质，约 1/4 由胃黏膜直接吸收，其余经小肠上部黏膜于两小时内全部进入血中，在空腹及低浓度时吸收加快。酒后的临床表现因人而异，一般饮酒后体内酒精量达 20～40 毫升时，可感到轻松愉快，语言增多，有时则表现出粗鲁无礼、感情用事、时悲时喜、时怒时愠；当人体内酒精量达 50～100 毫升时，则表现为语无伦次、神情恍惚。

饮酒过量还可造成冠状动脉痉挛和阿一斯综合征。有一位男同志，50 岁，在宴会上与朋友饮白酒 3 瓶，3 小时后突感胸骨后压迫、憋闷不适，到医院急诊室已不省人事。这就是发生了阿一斯综合征。抢救过来心电图出现急性心肌缺血改变。在酒精中毒死亡者尸检中，可以见到肺部、心肌、胰腺、胃黏膜有多处出血点，脑膜血管高度扩张充血，切面脑实质有散发性出血。

美国保险公司有一个统计，不喝酒的人，滴酒不沾的人得病多，寿命短还死得快。而酗酒的人，每天喝大量酒的人，得病更多，死得更快。少量喝酒的人，每天喝点红酒、黄酒、果酒的人，得各种疾病的极少，寿命最长。少量喝酒的人比不喝酒的人平均寿命长一岁，大量喝酒、酗酒的人比少量喝酒的人平均寿命短八岁。

## 天堂地狱，一步之遥

欧洲20个工业化国家的横向流行病研究表明：酒精的消耗量与冠心病的死亡率成逆相关。在前瞻性的流行病学研究中发现：在每天都少量饮酒的人群中，其高血压与冠心病的患病率和死亡率都比不饮酒者低。美国癌症学会对年龄40～59岁的28万名男子的饮酒习惯进行了12年跟踪研究，发现适量饮酒（每天不超过15～30克酒精）的人其心脏病死亡率比不饮酒者低20%。加拿大蒙特利尔心脏病研究所的资料显示，适量饮酒可减少40%的冠心病发作。原因是适量酒精能升高血液中的高密度脂蛋白胆固醇，即“好”的胆固醇，因而能减少动脉粥样硬化斑块的形成，这在猕猴的饮酒实验中也得到证实，饮葡萄酒组猕猴的动脉粥样硬化发生率为8%，而对照组为48%。新近的研究发现，适度饮酒者体内C—反应蛋白含量最低，表示酒精有一定的抗炎症作用，这也有利于减轻动脉硬化的发生。美国大都会人寿保险公司的资料表明：适量饮酒者比滴酒不沾者更健康，而且平均预期寿命延长一岁。

但千万别忘了，酒是把双刃剑，酒并不是谦谦君子，只要过量，即只要一步之遥，酒立刻凶相毕露，把饮酒者送入地狱。在生理上，酒促使动脉粥样硬化斑块破裂，急性心肌梗死和猝死；在心理上造成酒精成瘾，依赖，人格变态；在伦理上造成道德沦丧，刑事犯罪，对个人、家庭和社会造成严重破坏，后果难以估量，而且实际上是愈演愈烈，尤其在当前中年多病、英年早逝的热点中起着推波助澜的作用。有鉴于此，世界卫生组织旗帜鲜明地提出了自己的新观点，它把过去的“少量饮酒有益健康”的口号改为“酒，越少越好”。因为少量饮酒的好处很容易被饮酒的巨大弊端所掩盖，也就是把“对酒当歌”改为“对酒莫歌”了。实际上，即使在以前认为少量饮酒有助预防冠心病的时候，世界卫生组织也从不提倡以少量饮酒作为预防冠心病的方法，为的是防止酗酒的巨大社会负面作用。

## 酗酒之害，触目惊心

只要想一想监狱里罪犯的50%、交通事故的40%和医院重病人的25%都与酗酒有关，而这意味着数以千万计的人、数以百万计的家庭和无数痛苦悔恨都与酗酒有关，就会使人不寒而栗，更不用说许多人们耳熟能详的名人精英因急性心肌猝死、肝硬化、肝癌而遽然离世，那么酗酒意味着什么就更触目惊心。

我的一位美国医生朋友，其父是里根总统高级幕僚，从哈佛大学医学院毕业不久，一次周末欢宴，年轻气盛，酒后驾车，在高速路上，汽车冲出护栏100余米，粉身碎骨，令人痛彻肺腑，刻骨铭心。

酒精很容易吸收，空腹时在胃内可迅速直接吸收20%，数分钟内使人酒醉，如胃内有食物，尤其是淀粉类食物可明显延缓吸收，避免醉酒。酒精吸收后由肝细胞中乙醇脱氢酶及乙醛脱氢酶依次分解，由于酶的活性差异，故酒量也因人而异。但差异不会很大，不像某些毒品差异达数十倍之多，因而酒喝多就一定会醉。不久前俄罗斯一次饮酒比赛，冠军喝了1.5公斤伏特加，回家后20分钟死亡，其余5名获奖者也全都送入医院抢救，饮酒比赛组织者也以“谋杀罪”被告上法庭。

饮酒后，随着血中酒精浓度上升，神经精神系统会产生不同反应。有位学者精辟地描述：起初，当血中酒精浓度为 20 毫克/百毫升时，饮者表现如孔雀，愉快而健谈，思维敏捷，乐而忘忧，好展示吹嘘自己；当浓度为 40 毫克/百毫升时，表现如狮子，精神亢奋，自高自大，语言傲慢，科长说成处长，刚愎自用，略有微醉；当浓度为 100 毫克/百毫升～120 毫克/百毫升时，表现如猴子，自控力减弱，行为古怪，顽皮戏谑，喋喋不休，手有微颤；当浓度在 160 毫克/百毫升～200 毫克/百毫升以上时，表现如蠢猪，思维紊乱，步履蹒跚，反应迟钝，语无伦次，有的开始蒙眬倦睡，渐入昏睡（按交通法规定，大于等于 80 毫克/百毫升即为醉酒驾车）。酒精浓度再高，可导致昏迷，深度麻醉，直至死亡。戴安娜王妃车祸时，其司机血中酒精浓度已超过第四个阶段，属醉酒驾车。

## 何以解忧，唯有交流

“对酒当歌，人生几何。譬如朝露，去日苦多。
慨当以慷，忧思难忘。何以解忧，唯有杜康。”

曹操的千古名句，读来让人荡气回肠。但从现代心理学角度看，何以解忧，应当是“唯有交流”。

怎么交流？用语言，用心灵交流。

与谁交流呢？与人交流，友人、亲人、爱人；与书交流，小说、历史书、励志书；与自然交流，阳光、空气、水，名山大川，名胜古迹。

实践证明，对酒当歌，以杜康浇愁只能是愁上添愁，成事不足，败事有余。而与人的心灵交流，所有的忧愁烦恼、抑郁苦闷都能在春风化雨般的心灵抚慰、涓涓流水般的心灵滋养中化解。尤其是夫妻间的话聊、牵手和爱窝，其伟大力量是世上任何美酒佳酿、明珠宝玉所无法比拟的。

书是知识的源泉，进步的阶梯，智慧的钥匙。有书做朋友，你就是最幸福的人了，“读书静坐，各得半日；清风明月，不用一钱”。

大自然是人类的母亲，人类是大自然的儿女。回归母亲的怀抱，接受阳光、空气、水的洗礼，看看神奇的造化，秀美的山川，你的心灵会净化，人格会升华，会有一种对自然的敬畏和感悟，“念天地之悠悠”，“感吾生之须臾”，还有什么想法！

# 心理平衡：一面镜子三个“三”

## 心理压力是疾病之源

健康的第四大基石——心理平衡。它是我们健康最重要的方面。人要健康，最为关键的是心理健康，心态好。

人们要想健康 100 岁，四大基石中的第四条，心理平衡的作用占 50%，合理膳食占 25%，其他占 25%。心理平衡对身体健康是最重要的。谁能保持心态平衡就等于掌握了身体健康的金钥匙。得了病没关系，现在的科技发展水平，什么糖尿病、高血压、心脏病等都有很好的预防方法和药物。但是，如果心态不好，爱着急、爱生气、没事找事、没气找气，整天跟自己过不去，这样的人死得最快。

根据北京市疾病预防控制中心健康教育所在 2003 年的一项调查显示，因工作等构成心理压力的，知识分子比非知识分子高出 10%，35 岁以上人群则更为突出。知识分子由于价值不能实现的失落感所造成的心理问题导致身体患病，这在医学上被称作心理问题的躯体化症状。脑力劳动者由于工作压力大，影响正常的内分泌，影响睡眠和食欲，在这些人群中服用安眠药的比例高，高血压、颈椎病、糖尿病、心血管疾病的发病率较一般人群为高。人情绪不好就容易感冒，而长期抑郁则容易患癌症。所以，如何做到心理健康对他们来说，更是至关重要的。

人生在世，谁都会遇到无数的困难、压力，前面我们已经讲过要学会自我解压。而在这里，我主要讲的是如何保持一颗平常心，如何达到心理平衡，使自己的心态更加平稳。

现在是一个竞争十分激烈的时代，一个人从呱呱坠地的那天起，就要不断地学习适应环境的无数本领：上小学，要面临考中学，光考上不行，还得考重点中学；上了中学还没完事，还得继续努力考大学，当然了，最好是重点大学。我们都是从学生时代过来的人，学生时代的压力都不用细说。好不容易上了大学了，可面对着现在就业形势的严峻，找个工作太困难了。算了，咬咬牙，再考个硕士吧，这就又得在众多的“高人”中保持“平衡”，挤过那座又窄又漫长的独木桥。这时，如果再想就业可能压力就会小一些了。可是真正工作了又会发现能人这么多，想要立于不败之地就得付出更多的艰辛。慢慢地，工作走上了正轨，才又发现周围的人有房有车，自己却什么也没有，心理又不平衡了。怎么办？当然是要更加努力了。于是，路就这么漫长。

每个人几乎都是在自己成长的同时，不断地与周围人进行横向纵向的比较，一旦自己在比较中处于劣势，心理就会产生不平衡感，压力也就陡然而生。于是就要靠自己的努力来达成一个又一个欲望。当然，这种追求上进的精神我们提倡，但我在这要说的是要有个度的问题。人活在世上，欲望是永无止境的，我们不可能实现所有的愿望，这时就要我们学会放弃，进而摆脱失望后的心理不平衡，避免压力对我们的身心产生各种各样的损害。

还值得一提的是，心理压力是很多疾病的根源。因此，心理平衡、心态好的作用可以超过其他一切保健作用的总和。有了心理平衡，才能有生理平衡；有了生理平衡，人体的各个系统才会处于最佳的协调状态，一切疾病都能减少。但心理平衡并非心如枯井，更不是麻木不仁；心理平衡是一种理性的平衡，是人格升华和心灵净化后的崇高境界，是宽宏、远见和睿智的结晶。

## 嫉妒比生气更可怕

我看一本书上讲了一个故事，说生气不好，嫉妒更不好。做个实验。一条狗，把它的身体捆起来，先给吊着，挺好。一拉开，前面有块牛肉，很香。它想去吃，可是往前走时被捆住了。狗很生气，眼看着离开两尺就能吃着肉，可就是过不去。它生气，暴跳如雷，这时它心跳加快，血压高。愤怒呢，肯定不好，但就怕嫉妒。故事接着说又牵来另外一条狗，这条狗没人捆着它，从从容容，它来得晚，可它很快就把这块肉给吃了。这时捆着的狗就嫉妒了：我先看到的，你倒吃上了。嫉妒一来，血压更高，心跳更快。有的狗心率过快就猝死。

另外还有一个实验，就是狒狒。狒狒这种动物很厉害，它的王所有的东西都得先吃，每一个雌狒狒都是它的妻子。实验开始，用铁笼子把狒狒王罩起来，同时把一只小狒狒也用笼子罩起来。外面还有一些狒狒是自由的，吃着东西。小狒狒和狒狒王都吃不着东西，可它们的心态很不一样。小狒狒想我本来就不是先吃，吃不着不要紧。狒狒王可不行。它暴跳如雷，咬牙切齿，挣挣挣，怎么也挣不出来。最后它很失落，它的心跳加快。以后每天它都被笼子罩着，看着人家吃东西，每天都情绪激动，压力加大，最后一年它得癌症死了。小狒狒就一点事也没有，因为它历来都是最后一个吃东西。

故事告诉我们，人生本来就有酸甜苦辣，一定要从小就养成承受困难的心理准备，没有一个人一切都顺利。你要想明白，有些事，属于你的你放心，一定是你的，但有时要慢半拍。不属于你的，你可别要，不属于你的，你要也要不来；就算要来了，你也保不住。

别人有好东西你怎么办？别人有好东西，你发自内心为他高兴，不要嫉妒，要见贤思齐，向他学习，补充自己。

## 高度恐惧导致死亡

生气着急对身体的影响是很大的。美国有一个报道，说一个人 53 岁，下班回家，一开门啊，儿子跟妻子正吵架，哎哟，现在美国年轻人，脾气很暴，中学生出门都带手枪，儿子跟他妈吵架生气，伸手先掏手枪想一枪把他妈打死，一摸枪没带，看见桌上有把水果刀，就抄起刀，一刀从他妈心脏捅过去，捅破心脏，他妈当时就惨叫一声倒下死了。他爸一看，一阵痉挛，也倒下死了。法医来解剖，什么原因呢？一解剖啊，这个人没有病，因为高度恐惧导致三根动脉血管高度痉挛狭窄，严重供血不足而死亡。

我们调查过北京 200 多个猝死病人，其中，50%的人 24 小时内生气着急情绪低落，25%的人死以前半小时内着急生气喝酒，18%的人死亡发生在30秒钟之内，猝死是很快很快的。

## 心理暗示的力量

古代有个谜语说：它不是蜜，可是比蜜还甜；它不是毒药，可是比毒药还毒；它不是花比花还美；它不是剑但是比剑还锋利。它是什么呢？

它就是语言。语言不是蜜，可是比蜜还甜，花言巧语、甜言蜜语，绝对比蜜还甜，比蜜还有吸引力，比蜜还有魅力。各位要是不信，你就看看年轻人搞对象。只要小伙子会甜言蜜语、花言巧语，女孩子准是个个上当。语言啊，比毒药还毒，“四人帮”一句话就把老革命变成了反革命。它比剑还锋利，剑算什么？身上扎一下，中了一剑，没关系，缝起来，一个礼拜就可以拆线好了。语言伤害人啊，甭说一个礼拜，一辈子也好不了。因为心理的暗示太重要了，暗示作用是我们一个正常的心理现象，人群中约有1/3的人有较强的暗示和自我暗示效应，他们容易无条件、非理性地接受一些观念和说法。

做个实验：小学生上课，老师拿两个瓶子，一瓶红药水说是香精，一瓶蓝药水说是臭精。老师打开红药水，对同学说："非常香，玫瑰香，谁闻到香味的举手，闻不到不举手。""老师，我闻到了。""什么香？""玫瑰香。""哟，我也闻到了，确实是香。"不到3分钟，最后一个也闻到香了，一点数啊，1/3人举手，说闻到香了，还有2/3人没有举手。好，把瓶子盖上，老师又把臭精打开。"奇臭啊！"边说边跑开。"啊，老师我也闻到了，臭极了。"老师对学生说："闻到臭的请举手，没闻到的不举。"学生一个一个地闻，有的人感到奇怪："老师，我们可没有闻到臭味。""没关系，闻到的举手，没闻到的不举手。"最后一点数，40％都举手，60％没有举手。现在排好队，一个一个来仔仔细细地闻，究竟是什么味道。结果一闻，啊，什么香精啊，一点味道也没有，就是有点颜料。再闻闻那个臭的。哎，什么臭精啊，一点味儿都没有，只不过在水里加了些颜料而已。那问题就来了，为什么老师说香，同学们就真的觉得香；老师说臭，有人就真的感觉臭？这就是暗示的作用。

再比如，医生给病人发药。"今天我给大家发的药，是美国最好的，半边红，半边白。这个药吃下去以后睡眠好，头不痛，血压下降。"病人吃后复查，反映说："大夫，我吃了这个药，还真好，头也不疼了，睡觉也好了，一量血压还真正常了。”其实，这药里面放的是淀粉。这就是暗示作用。我们北京早上花园里，很多人练功，有个很奇怪的现象：凡是练香功的啊，个个觉得香；凡是练臭功的啊，个个觉得臭。各位，其实啊香功不香，臭功也不臭。您告诉他这叫香功，他就越练越香，你告诉他这叫臭功，他就越练越臭。我呢，不练功，但我研究过练功，我一研究就发现问题了。教功的人说：“我今天教大家的香功是祖传的，这个功啊是越练越香，心越诚越香。我练了好几年，大家都是说香，不信，我练给你们看啊，这就开始表演了。你们觉得香不香？”底下有人说香，有人就叨咕：“奇怪啊，我这怎么一点味都没有啊！”“没关系，别灰心，继续练，越练越香，心诚就香。”又练了半天，教功的人又问：“你们觉得香不香啊？”好多人说“香”。有人想，哎，奇怪，我怎么闻不到香，人家都说香，我没闻到，想必是我的鼻子有点问题。他就到处闻，哎，好像有点香了。做完了，教功的人第三次问：“香不香啊？”大家都说：“香！”影响越来越大，你想说不香都不成了，人家都说香，你说不香，那只能证明你有病啊，你只能说香啊！这个暗示的作用真是大得不得了。

## 心态不好，蚊子也能要你命

有的人为了一点小事，气得脑溢血，可有的人天大的事，都若无其事。像我一位朋友从加拿大回来度假，挺好。晚上正准备睡觉，突然发现一只蚊子“嗡嗡嗡”地叫，很生气。五星级宾馆怎么能有蚊子？不行，起来就打，生气啊！打半天没打着，打到 12 点，心里暗暗一狠：下定决心，不怕牺牲，一定要把蚊子打死。打到两点多钟，也没打着，结果四点钟终于把蚊子打死了。可以睡觉了吧，不行，还要躺着静听半小时，看看有没有第二只蚊子。听了半天，一点声音也没有，这下可以踏实睡了吧，结果六点半就醒了，醒来一下地啊，差点摔一个大跟头，头重脚轻。怎么回事呢？折腾一宿血压高起来，一测血压不得了，昨天血压 122 毫米汞柱，结果今天血压 196 毫米汞柱了。

在加拿大，医生告诉他：血压突然增高，药量可以加倍。赶紧加倍吃药吧，不行；吃 4 倍，还不行；干脆吃 8 倍，总可以了吧！还不行，不敢再吃了，怕出问题。赶紧打 120，急诊车刚开到医院门口，车还没有停住，他鼻子突然一股血喷出来，赶紧捏住，动脉破了，用棉花塞不住，后来耳鼻科大夫用纱布塞得满满的，血止住了。大夫说，今天你算幸运，破的是鼻子里的动脉，要是脑动脉破了，你可就完了。

后来他到北京找我看病，我告诉他，那回啊，你可是真够运气好！我跟你说吧，幸亏屋里只有一只蚊子，要是两只，你准死。你看看，有一只蚊子你血压升到196毫米汞柱，要是两只蚊子你还不得升到230毫米汞柱?！你看看人家张学良，32岁任国民革命军副总司令，地位仅次于蒋介石。36岁阶下囚，从天上掉地下，从天堂落到地狱，多么大的打击！张学良血压不高，如果张学良心胸像你这样的呀，跟你说吧，10个张学良都死透了，哪还能活到101岁呀！

### 看天安门救了一个“肝癌患者”

东北有个人肝区痛，去做B超，B超大夫自言自语，哎哟，7厘米的肝癌，已经转移了。他一听，肝癌转移了！当时脸色苍白，下来穿衣服只穿了一半，浑身发颤，哎哟，全身无力，就摔在地上了，好不容易回到家里，心里想着，儿子才8岁，爱人还年轻，我死了，儿子怎么办啊，爱人怎么办啊！

他第二天起来感觉更疼了，到单位医务室去看病。大夫说，哎呀，你这个人真是命苦，怎么38岁的人就得了癌症啊，我们也爱莫能助。不过，我倒有一招，你就想一想，平常你喜欢吃什么东西啊，抓紧时间去吃，喜欢玩什么，抓紧时间去玩吧，反正也活不长了。听了这番话，一回到家以后啊，卧床 40 天，瘦了 20 多斤，皮包骨头了。工会主席知道了，带着点心、水果来看他，说我这回来啊，是代表领导的关心，知道你也活不长了，你看吧，你最后还有什么要求没有，有要求你就直说吧，我们一定尽力帮助你。他一听啊，痛哭流涕，说：我一辈子最大的遗憾啊，就是没有见过北京天安门，我要是能看看天安门再死，死而无憾。工会主席一想，你思想还挺进步，这行，那就破例给你报销路费吧。但是人已经皮包骨头，起不了床了，怎么去啊？没关系，我们找 4 个壮小伙子抬着担架，送你坐火车去看天安门。

看完了天安门，有人说既然到了北京，北京有好医院好大夫，看看还有什么办法治没有。另一个人说，肝癌晚期说死就死，万一死在北京，多不好，快回去吧。另一位又说，反正也来了，看看吧。去了医院，正好那天专家出诊，教授亲自做 B 超。一做完，大夫说，下来吧，你放心，你没有病。病人不信，啊？我都疼得快死了，怎么没病呢？大夫说，你是误诊肝癌，给吓的。吓怎么能吓得这么厉害呢？大夫说，我告诉你吧，吓，就是这么厉害。我见得多了，很多人没有病，早上一诊断癌症，下午就不成了，精神崩溃了。你这个病啊，先天性肝囊肿 7 厘米，根本就是良性的，正常人都会有，你放心，我一辈子做 B 超，我对你的诊断有绝对的把握，不信我给你开证明，我敢开证明，我敢负责任。

这一解释啊，清楚了！几个小伙子真是又喜又悲啊，喜什么呢？我们这回来北京真没有白来，救你一命啊！悲什么呢？我们可太倒霉了，从东北千里迢迢把你抬到北京来，你竟然没有病啊你。担架一撤，我们不抬你了，没有病你就自己走吧，担架留给医院做纪念。回去以后，这个人又能吃、又能喝、又能睡，什么事儿也没有了。其实这小伙子本来没有什么病，就是因为误诊了，精神垮了。幸好小伙子脑子活，想看天安门，要是不想看天安门啊，他可能早变骨灰了！

我们医院曾发生一次事故，大夫三句话，病人不到 24 小时就死了。第一句话，你来晚了；第二句，你这病没有治了；第三句，你早干什么来着？病人满心希望，被一盆凉水泼了。上午 11 点来看的病，下午 4 点多就嘴唇发紫，入住急诊科，半夜两点就死了。所以说，语言的作用啊，非常非常大。古语说：良言一句三冬暖，恶语伤人六月寒。你讲一句好话，数九寒冬浑身暖洋洋的；你讲一句坏话，三伏天浑身冰凉，一点不假。所以，医学之父希波克拉底说过，医生有三大法宝：第一语言，第二药物，第三手术刀。医生的语言跟手术刀是一样的，可以救人，也可以杀人。

## 生活像镜子，你笑它也笑

心理不平衡能引出这么多乱子来，严重影响我们的身体健康和生活质量，我们该如何把握呢？

一位哲学家讲过：生活像镜子，你笑它也笑，你哭它也哭。什么叫幸福？幸福没有固定标准，幸福是一种感觉，而且幸福感跟金钱无关，甚至相反，因为它是一种感觉。

最近一个经济学家，他利用心理问题研究经济学，最后得了诺贝尔奖。他举了个例子：一个人之前生活很幸福、很快乐，有一天，他参加了一个同学聚会，发现有些同学比他挣的钱多，比他的房子大，他的幸福感立刻消失，心里很难受；相反他跟穷人比，马上高兴起来。本来啊，世上就两种人：一种人用乐观的、积极的、正面的态度看世界，天天都健康，天天都高兴，天天都是“春风桃李花开日”。另一种人用悲观的、消极的、负面的观点看世界，天天都是凄风苦雨，天天都是

“秋雨梧桐叶落时”。本来是一样的，你从不同角度去比，结论完全不一样，有人为没有鞋，痛苦极了，天天哭，人家有鞋，我没鞋。后来再看邻居孩子，人家连腿都没有。哎呀，我可太幸福了，我是没有鞋，他连腿都没有，他还那么用功，学习那么好。这个就看你怎么比。实际上，人的人生态度是完全不一样的，一种乐观，一种悲观。不同的人生态度，绝对会影响你不同的人生未来。

我有个朋友，是个记者。他说，我是个悲观主义者，我看什么都是悲观的，世界是悲观的。他研究什么呢？他研究国民党滞留在缅甸的老兵，研究抗美援朝志愿军战俘和监狱里的罪犯。他说，我告诉你吧洪教授，我对中国的第一条结论，中国的百姓是多么愚昧；第二条，中国的官员是多么腐败；第三条，中国前途多么黑暗。我说我也有三条。第一条，中国百姓从来没有像现在这样意气风发，朝气蓬勃；第二条，中国官员从来没有像现在这样全心全意，为了人民，为了国家和民族；第三条，中国前途从来没有像现在这样风光无限，一片光明。我俩就为这个争论起来，最后他说，行，洪教授，我算接受你的观点，因为你是对的。不过，我还有一个问题。你就说实话吧洪教授，我现在穷，也没有地位，我怎么才能变成有钱人，地位高？我就想变成有钱人，你说怎么办？我说我告诉你吧，你以为穷是坏事啊？我跟你说吧，穷恰恰是好事。李嘉诚比谁都穷，他 16 岁，爸爸没有钱治肺结核，眼看着他父亲穷死了，病死了。你看人家现在，2000 亿元资产。人家穷是穷，可人家有个正确的世界观。你现在没有正确的世界观。

## “三自一包”，百岁不老

健康如此重要，我们自己能做些什么呢？要想健康快乐 100 岁，简单说就一句话：“三自一包”，百岁不老。

什么叫“三自一包”呢？

第一，自己关爱自己。首先要自己爱自己。不爱自己，暴饮暴食、大吃大喝、抽烟、酗酒、赌博，就是自己跟自己较劲，你大悲、大惊、大恐，这样下去寿命肯定长不了。

第二，自己教育自己。世界卫生组织提出用科学知识来武装自己，像很多健康方面的书籍，都应该有机会去学习。

第三，自己解放自己。就是要学会自我解压，学会笑对人生。

有些人一得病就疑神疑鬼，自找麻烦，自我加压；一遇到不顺心的事就死钻牛角尖，怎么也出不来。这样的人，每天都是生活在极大的压力之下，怎么可能会快乐呢？

俗话说，人生在世，不如意事十之八九，这就要我们学会自我调节，自我解压，自己解放自己。毛泽东同志说得好："自信人生两百年，会当击水三千里。"

我这里所说的"一包"就是指"养心八珍汤"。哪八味呢？慈爱心一片，好肚肠二寸，正气三分，宽容四钱，孝顺常想，老实适量，奉献不拘，回报不求。这个养心八珍汤在前面已经介绍过，就不展开谈了。

## 心理平衡，记住"三个正确"

怎样保持良好的心态呢？只需记住三句话，即三个"正确"：正确对待自己，正确对待他人，正确对待社会。

这其中，最难的就是正确对待自己。自己人生的坐标定位要准、要到位，可千万不要越位，也不要错位，还不要不到位，不要自卑。有人把自己过高估计了，有人定错位了，有人不到位，这些都不行，要了解自己。有些人干这个事挺好，可非得去干别的事不可。人的才能不一样，所以一定要给自己定位准确，做自己想做的事才会快乐。很多很有本事的人最后失败了，为什么？越位。本来你的本事该当第三把手，第三把手地位就够高的了，你还不满足，非要争第一把手，那不行，你错位，肯定就不行。人贵有自知之明，“知人者智，自知者明”，明比智更难。

另外，要正确对待他人，心中常有爱心，关爱他人，正确对待社会。既要全心奉献社会，又要尽情享受生活。事业上要有进取心，生活中要有平常心。人要永远对社会有一颗感激之心，人不论本事多大，你给社会的永远不如社会给你的。因此，你要感谢社会，爱祖国、爱社会、爱集体。从你吃奶开始，衣食住行都是社会给你的，没有社会，绝对没有你的幸福。不信？把你放在沙漠中，放在树林里，你非死不可！

正确对待自己，关爱他人，感激社会，只要做到这点，基本上处事就能得心应手，心理压力就小，什么事都好解决了。

## 好心态来自“三个快乐”

我们还要保持自己三种正直、愉快的心态，或者叫“三个快乐”：第一，助人为乐；第二，知足常乐；第三，自得其乐。

为什么要助人为乐呢？因为帮助人的过程可净化自己的灵魂，升华人格，助人是人生最大的快乐。“爱人者人恒爱之，敬人者人恒敬之。”我管的病房里经常住着一些大款，我经常劝他们，你有钱不要吃喝嫖赌，得了艾滋病，还没有药治，死得更快，你有钱赶紧捐给希望工程。你把钱给老少边穷地区，支援开发大西北，他高兴，你高兴，全社会都好，所以春风得意时要助人为乐，千万不要忘乎所以。有人说，我可助不了人，我没钱，怎么助人？唉，你看谁谁比我更有钱，谁谁比我地位高。我说，你可别这么比，这么比会气死人。他钱比你多，可是他风险比你大，他地位比你高，他压力比你大，事情总是一分为二的。

助人为乐亦是战胜孤独的一把金钥匙。如今，中青年人孤独，老年人孤独，商人孤独，知识分子孤独。有一个富商，买卖兴隆通四海，但常常陷入孤独空虚之中，出现了许多病症，多次寻名医、尝百草而不得其效。最后我们开了一个妙方，让他常常请路边的出租车司机吃宵夜。出租车司机与他萍水相逢，乐在其中，他也尝到了助人为乐的幸福，孤独痛苦不治而愈。

二是要知足常乐。俗语说：比上不足，比下有余。

自己有工作，有房子住，儿女也很好，没有必要与别人攀比。比是无止境的，幸福本无固定的标准，幸福是一种见仁见智的感受。

三是在逆境中自得其乐，不能气馁。就是倒霉的时候，要有点阿Q精神，也要快乐，自得其乐。倒霉了怎么还能快乐呢？古今中外，世界上都一样，风水轮流转，人有悲欢离合，月有阴晴圆缺，都说人世间“三十年河东，三十年河西”。现在变了，改成了“十年河东，十年河西”；最近又变了，改成了“三年河东，三年河西”，因为这个世界变化快，还没弄明白，它又变了。古人说：“祸兮福之所依，福兮祸之所伏。”没有一个人永远走运，没有一个人永远倒霉。巴尔扎克讲过：“苦难是生活最好的老师。”你现在倒霉，即便下岗了，但意味着光明就在前面啊，所以您要自得其乐，正确对待自己。李白都说了：“天生我材必有用。”当年“插队”造就了多少人才呀！我们现在的儿童太幸福了，但有缺点，最大缺点是没有经过磨难，将来必须补上这一课。如果没有经过磨难，这个孩子不知道什么叫幸福。他认为一切都是应该的，还不够幸福，还觉得难受。经过磨难，他就会觉得能喝点水、喝点可乐都幸福，会觉得爸妈太好了。没有经过磨难，他觉得这个不好吃，那个不好吃，对爸妈也不孝顺。一旦离开家庭，什么叫家庭，什么叫母爱父爱，他全体会到了。天天守着，反而不行，想要成长，必经磨难，这是人生的必修课，不然很多道理他体会不到。我们讲心理平衡，上岁数的容易掌握，年轻人不行，为什么？上岁数的人经过了一些磨难，经过了一些坎坷，体会容易。这些道理，人不到一定岁数，是悟不出来的。

总之，祸福相互依存，苦难是人生宝贵的财富，所以，一个人要保持永远快乐的心情。

以俄罗斯伟大的文学家契诃夫的故事为例。契诃夫曾碰到一个很生气的人，因为他手上扎了刺，很疼。契诃夫说：你很运气，幸好这根刺不是扎在眼睛里！一个人睡到半夜被一个穷亲戚敲门吵醒要借钱，也很生气。契诃夫告诉他：你多运气，幸亏不是警察敲门来抓你。

## “倒霉”的办公室主任

任何时候你倒霉，都有比你更倒霉的，有比你更不行的。你绝对不是最倒霉的人，看你怎么比。你要想攀比，谁都会气死。你要学会对比，跟以前比，要理性地对比。有人说这好像说大话。这一点也不是，实际上就是如此。

有个老同志，是名老红军，离休以后，心态不好。他参加革命资历很长，但没有文化，所以提得很慢。比他后参加革命的，处长、副局长、局长、副部长很多，在部队里的都是军区司令、副司令，就他到离休，是局办公室主任。为这他特生气，一生气就得病，住院，气管炎、肺气肿，一住院花三四万元，自己也受罪。出来后脾气更差，见谁都敢骂，连局长也敢骂。最后怎么办呢？谁都不能治好他，也没有什么药可以治好他，最后是他自己治好的。现在全都好了，见谁都高兴，逢人就笑，到办公室还主动搞搞卫生，见谁都好，病也好了。他的病是他自己治好的。因为他的级别，国家有规定，可以回老家探亲，路费报销。所以他就到东北老家看看。到老家一看，老乡对他挺热情，说你可回来了，俺村里前前后后参加革命 24 个人，已经死了 21 个，现在就 3 个人活着。那两个人怎么样？回到村里当农民，苦得要命，就你一个人在北京当大干部。这一比啊，他全明白了。我原来尽跟部长、局长比，越比越生气。原来俺村里 24 个人出来，死了 21 个啦。我活着就很幸运。还有两个当农民，我是最好的啦。这样一想就特高兴，观念一变，一切就变了。所以说，世界观是人生总开关。

## 解放自己，常看三座山

人生在世，不如意事十之八九，这就要求我们学会自我调节、自我解压、自己解放自己。

要心理平衡，我推荐大家去看三座山，看过这三座山，心理就平衡了，什么气也没有了。现在你说不给我涨工资，我也不再生气了，因为我见到那三座山以后什么气也没有了。

第一座山，井冈山。井冈山给人的教育太深刻了，中国革命了不起的伟大，了不起的困难。前前后后牺牲2000万人，还有很多人是冤枉死的。和他们比，我们活着就是极大的幸福了。到井冈山一看，当年革命的艰难困苦，血雨腥风，真让人受到教育。

第二座山，普陀山。看看佛的大智慧，大胸怀，大慈悲，这样一比，我们太渺小了，生命太短暂了，还有什么可争的。

第三座山，八宝山。每次我参加遗体告别，心灵就净化一次。一个钟头以后，谁都一样，一把灰了，还争什么啊？很多事根本不值得计较。

诺贝尔奖获得者李政道教授，中科院在北京为他举行70岁生日庆祝会时，他讲了两句话，他说："我一辈子做事做人的原则，以杜甫'细推物理须行乐，何为浮名绊此身’两句诗为准则。”仔细地推敲世界上的万物道理，做一些快乐的事情，做一些自己喜欢做的事，不必为了一些空名而放弃自己喜欢做的事。

## 高风亮节，常饮“四君子汤”

我们五千年中华文化，博大精深，源远流长，有无数的养生瑰宝，“四君子汤”是其中一朵小花。“四君子汤”组方为：“君子量大，小人气大；君子不争，小人不让；君子和气，小人斗气；君子助人，小人伤人。”本方中，君子的品德有 8 个字：量大、不争、和气、助人。有着极丰富的底蕴和哲理。

量大，海纳百川，有容乃大。现代研究认为：在成功者中，非智力因素，意志、品德、度量等占 80％以上，而智力因素不足 20％。不会做人者，就不会做成事。不争，这是一种高尚的心灵境界。老子说：对不争者，人莫能与之争。属于自己的，不必争，自然会属于你；不属于自己的，争也争不来，争来了，将来会失去更多；对别人的成绩要由衷地赞赏、发自真心地祝贺，不要嫉妒，因为嫉妒别人就是伤害自己的开始。和气，当然要发自真诚，你笑它也笑，你哭它也哭，和气生财。处世要智圆，外圆内方。助人，它是精神的至高至美境界，是快乐之本，要学会与人同享快乐。送人玫瑰，手有余香。

漫漫人生路，风水轮流转。三十年河东，三十年河西。每个人都要面对挑战，面对困难，面对变化。这时由性格、人格形成的心理承受力就是至关重要的。成功使人欣喜，但失败却是成功之母；生活五彩斑斓，但苦难却是生活的老师。所以在风风雨雨人生路上，成败得失是寻常事，要以“青山依旧在，几度夕阳红”的心态坦然面对，心情不要大喜大悲、大起大落，更不能一时冲动，造成千古恨。本来，生活不会都是阳光鲜花，会有斜风细雨或狂风暴雨，但雨后还是蓝天，一帆风顺是风景，逆水行舟也是风景，这样就会有平和的心态。正如古人所说：人一生的健康和事业实际上都取决于世界观。世界观是个总开关，有了正确的世界观，有了健康的性格、健康的人格，他看到的世界是健康的，他的前途一定是光明的。相反，由病态的性格、病态的人格看到的一定是扭曲的世界，一定是悲观主义者，他的前途一定是暗淡的，古今中外都一样。

马寅初老人，50 年代提出人口论：中国 960 万平方公里，6 亿人口正好，不能太多，多了以后，森林不够，土地不够，水资源也不够，粮食也不够。观点非常好，结果受批判，教育部长被撤职，北大校长被撤职，人大、政协委员纷纷被撤销。这么大打击还不气死了？本来理论很科学，却遭到了不公正的批判，这还不跳楼，死了算了？结果人家什么事也没有，回家后写了副对联："宠辱不惊闲看庭前花开花落，去留无意漫观天外云展云舒。"最后活到 102 岁，终于为他平反了。看看这样的肚量啊，这么大的打击，都能坦然面对。

冰心，坎坷一生，99 岁，梁启超曾给她题了副对联："世事沧桑心事定，胸中海岳梦中飞。"世界上事沧桑变化，天天折腾，但我心事定，无论你怎么变化，我心里有数，你爱怎么说就怎么说吧！冰心老人说得好：有了爱便有了一切。这句话也可以这样说：常喝"四君子汤"，让你一生都健康。